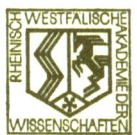

Rheinisch-Westfälische Akademie der Wissenschaften

Natur-, Ingenieur- und Wirtschaftswissenschaften   Vorträge · N 342

Herausgegeben von der
Rheinisch-Westfälischen Akademie der Wissenschaften

HEINZ LOSSE

Die Behandlung chronisch Nierenkranker
mit Hämodialyse und Nierentransplantation

EKKEHARD GRUNDMANN

Stufen der Carcinogenese

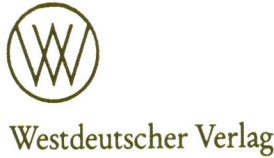

Westdeutscher Verlag

320. Sitzung am 9. Januar 1985 in Düsseldorf

CIP-Kurztitelaufnahme der Deutschen Bibliothek

Losse, Heinz:
Die Behandlung chronisch Nierenkranker mit Hämodialyse und Nierentransplantation / Heinz Losse. Stufen der Carcinogenese / Ekkehard Grundmann. - Opladen: Westdeutscher Verlag, 1985.
  (Vorträge / Rheinisch-Westfälische Akademie der Wissenschaften: Natur-, Ingenieur- und Wirtschaftswissenschaften; N 342)
  ISBN-13: 978-3-531-08342-1   e-ISBN-13: 978-3-322-85299-1
  DOI: 10.1007/978-3-322-85299-1
NE: Grundmann, Ekkehard: Stufen der Carcinogenese; Rheinisch-Westfälische Akademie der Wissenschaften (Düsseldorf): Vorträge / Natur-, Ingenieur- und Wirtschaftswissenschaften

© 1985 by Westdeutscher Verlag GmbH Opladen
Herstellung: Westdeutscher Verlag

ISSN 0066-5754
ISBN-13: 978-3-531-08342-1

Inhalt

Heinz Losse, Münster
Die Behandlung chronisch Nierenkranker
mit Hämodialyse und Nierentransplantation

Dialysebehandlung bei Ausfall der Nierenfunktion	7
Historischer Rückblick	9
Organisation der Dialysebehandlung	11
Probleme der Dauerdialyse	13
Nierentransplantation	15
Praktisches Vorgehen bei der Nierentransplantation	16
Schlußbemerkungen	21
Literatur	23

Diskussionsbeiträge
   Professor Dr. med. *Platon Petrides;* Professor Dr. med. *Heinz Losse;* Professor Dr. med., Dr. rer. nat. *Peter Pfitzer;* Professor Dr. techn. *Franz Pischinger;* Professor Dr. rer. nat., Dr. rer. nat. h. c. *Ewald Wicke;* Professor Dr. med., Dr. h. c. *Hubert Meessen;* Professor Dr. med. *Hans J. Eggers;* Ministerialdirigentin Dr. *Elisabeth Funke;* Dr.-Ing. *Ludwig von Bogdandy*   24

Ekkehard Grundmann, Münster
Stufen der Carcinogenese

1. Einleitung	29
2. Initiierung	31
3. Promotion	38
4. Expression	44
5. Rückblick	46
Literatur	47

Diskussionsbeiträge
   Professor Dr. rer. nat. *Ulf von Zahn;* Professor Dr. med. *Ekkehard Grund-*

mann; Ministerialdirigentin Dr. *Elisabeth Funke;* Professor Dr. phil. *Lothar Jaenicke;* Dr.-Ing. *Ludwig von Bogdandy;* Professor Dr. med. *Hans J. Eggers;* Professor Dr. techn. *Franz Pischinger,* Professor Dr. rer. nat., Dr. rer. nat. h. c. *Ewald Wicke* 51

Die Behandlung chronisch Nierenkranker mit Hämodialyse und Nierentransplantation

von *Heinz Losse*, Münster

Dialysebehandlung bei Ausfall der Nierenfunktion

Versuche, menschliche Organe, die ihre Funktion eingebüßt haben, zu ersetzen, lassen sich über Jahrtausende zurückverfolgen. Erst die bemerkenswerten Fortschritte der naturwissenschaftlichen Medizin in den letzten Jahrzehnten haben uns die Erfüllung dieses uralten Menschheitstraums ermöglicht. Dies gilt in besonderem Maße für den Ersatz der Nierenfunktion, der sich in unserem Jahrzehnt zu einer routinemäßig durchgeführten Behandlungsmaßnahme entwickelt hat.

Zu den lebenserhaltenden Hauptaufgaben der Nieren gehört die Wahrung der optimalen Zusammensetzung der Körperflüssigkeiten, d. h. des Milieu interne Claude Bernards und die Ausscheidung von giftigen Produkten des Eiweißstoffwechsels. Ein dauerhafter Zusammenbruch der Nierenfunktion führt zwangsläufig und unerbittlich innerhalb weniger Wochen zur Überwässerung des Körpers und zur tödlichen Harnvergiftung.

Erste Versuche, das Blut chronisch Nierenkranker durch die Hämodialyse, d. h. die Blutreinigung außerhalb des Körpers mit Hilfe semipermeabler Membranen zu entgiften, wurden in Deutschland bereits 1915 durchgeführt. Dabei wurden Collodiummembranen benutzt. Infolge der leichten Verletzlichkeit dieser Membranen und der noch fehlenden Möglichkeit, die Blutgerinnung zu verhindern, mußten die Versuche bald wieder aufgegeben werden.

Erst nachdem Cellophanmembranen und die gerinnungshemmende Substanz Heparin zur Verfügung standen, konnte KOLFF in Holland im Jahre 1943 erstmalig eine Hämodialyse bei einer Patientin mit akuter Harnvergiftung durchführen. In Deutschland wurde die erste klinisch effektive Hämodialyse am 8. März 1950 von MÖLLER in Hamburg durchgeführt. In der Folgezeit setzte dann eine stürmische Entwicklung ein.

Mit dem Einsatz der Dialyse, d. h. der Trennung hochmolekularer Stoffe von niedermolekularen zur Behandlung der Niereninsuffizienz wurde dem Arzt die Möglichkeit gegeben, die komplexen Funktionen der zerstörten Nieren teilweise zu ersetzen und das Krankheitsbild auch ohne genaue Kenntnis der zugrundeliegenden Ursachen zu bessern.

Ein konstant auftretendes Symptom des Nierenversagens ist die Harnstoff- und Kreatininretention im Blut. Sie ist nicht die alleinige Ursache der Vergiftungserscheinungen, doch wird die Schwere des Nierenversagens einerseits und der Effekt der therapeutischen Maßnahmen andererseits im allgemeinen an der Höhe der Harnstoff- bzw. Kreatininkonzentration im Blut gemessen.

Bei der Hämodialyse wird Blut durch Kunststoffmembranen geleitet, deren Ausgangsmaterial häufig Cellophan ist. Im Gegenstrom dazu fließt die speziell zusammengesetzte Dialysierflüssigkeit, wobei es dann zum Übertritt von Substanzen kommt, die im Blut angereichert und für den Patienten schädlich sind. Andererseits können selbstverständlich auch Stoffe, die im Blut fehlen, der Dialysierflüssigkeit zugefügt werden, so daß sie in das Blut übertreten.

Entscheidender Bestandteil der Dialyseapparatur ist die Membran. Sie muß selektiv permeabel, d.h. für einzelne in einer Lösung vorhandene Substanzen gut, für andere schwer durchlässig sein. Für den speziellen Fall der Hämodialyse sollte sie für Wasser und kleine Moleküle, wie z.B. Harnstoff, nicht aber für größere Substanzen wie Eiweißpartikel oder Blutzellen durchlässig sein. Durch die Membran wird das Blut des Patienten von der Dialysierflüssigkeit getrennt. In der beschriebenen Anordnung tritt nun der Harnstoff aus dem Blut in die Dialysierflüssigkeit über und wird fortgewaschen. Das Blut wird dadurch zumindest teilweise von Harnstoff befreit. Die Wirkung der verschiedenen therapeutischen Dialysen beruht letztlich auf dem eben beschriebenen Vorgang, der sich jedoch, wie bereits erwähnt, nicht nur auf die Veränderung der Konzentration des Harnstoffs beschränkt. Nach demselben Verfahren können auch andere Substanzen, z.B. Elektrolyte, aus der zu dialysierenden Lösung entfernt und bei umgekehrtem Konzentrationsgefälle von ihr aufgenommen werden, immer vorausgesetzt, daß die Membran für die betreffenden Stoffe durchlässig ist. Es kommt also zu einem Transport von Substanzen, der Veränderungen ihrer Konzentrationen im Blut hervorruft. Dies zieht wiederum Verschiebungen solcher Stoffe zwischen den verschiedenen Verteilungsräumen im Organismus nach sich. Es ist nun Aufgabe des Arztes, diese physikalisch-chemischen Gesetzen folgenden Transportvorgänge so zu steuern, daß sie dem Patienten zu nutzen vermögen.

Im Laufe der letzten zwanzig Jahre sind die verschiedensten Hämodialysatoren entwickelt worden, die jedoch alle auf dem oben beschriebenen Prinzip beruhen.

Eine einfachere Form der Dialyse ist die sog. Peritonealdialyse, bei der das menschliche Bauchfell als Dialysiermembran benutzt wird. Der Vorteil dieser Methode ist, daß man von komplizierten Apparaturen unabhängig bleibt. Allerdings ist ihre Wirksamkeit wesentlich geringer als die der Hämodialyse und sie ist auch mit mehr Komplikationen behaftet. Die Mehrzahl unserer Patienten wird heute mit der Hämodialyse behandelt.

Angesichts der Tatsache, daß die Dialysebehandlung eine Dauerbehandlung ist, bei der der Patient etwa dreimal pro Woche vier bis sechs Stunden an die künstliche Niere angeschlossen werden muß, war als weiteres Problem die Frage eines dauerhaften Zuganges zu dem Gefäßsystem des Patienten zu lösen. Nach zahlreichen unterschiedlichen Versuchen ist man zu der operativen Herstellung einer unter der Haut gelagerten arteriovenösen Verbindung gekommen, die es ermöglicht, über Jahre die erforderlichen Gefäßpunktionen durchzuführen (sog. Brescia-Cimino-Fistel).

Bereits Anfang der sechziger Jahre waren die rein technischen Voraussetzungen für die Behandlung mit der künstlichen Niere geschaffen worden. Demgegenüber bereitete die praktische Umsetzung große Schwierigkeiten, da es sich um eine organisatorisch äußerst komplizierte und kostenintensive therapeutische Maßnahme handelt.

Historischer Rückblick

Das erste krankenhausgebundene Dialyse-Behandlungszentrum wurde in Seattle im Jahre 1962 gegründet. Es war so klein und der Bedarf an Dialyseplätzen so groß, daß ein Gremium für die Auswahl der Patienten eingesetzt wurde, das in der ganzen Welt als „Seattle-Leben-und Todkommittee" bekannt wurde. Um dieses Problem in den Griff zu bekommen, wurde an der Universität von Washington eine künstliche Niere entwickelt, mit der der Patient in seiner Wohnung behandelt werden konnte. Es wurde dann von den Behörden verfügt, daß alle neu hinzukommenden Patienten diese sog. Heimdialyse durchführen sollten, mit der Folge, daß sich mehr als 85% der Patienten der Heimdialyse unterzogen.

Interessanterweise zeigte sich bald, daß die zunächst als Notlösung gedachte Heimdialysebehandlung aus den verschiedensten Gründen – wie Unabhängigkeit des Patienten, Zeitersparnis, bessere Rehabilitation, Kostenersparnis für die Reisen zum Zentrum, psychologische Vorteile – für die Patienten günstiger war als die Dialyse in Krankenhäusern oder Ambulatorien.

Seit Mitte der sechziger Jahre bestand auch in der Bundesrepublik Deutschland die Möglichkeit der Dauerbehandlung chronisch Nierenkranker mit der künstlichen Niere. Sie war jedoch zunächst nur auf wenige Kliniken beschränkt und zusätzlich dadurch limitiert, daß nicht ausreichend Geräte zur Verfügung standen. Dies hatte zur Folge, daß nur ein geringer Teil der vorhandenen Patienten versorgt werden konnte und daß diese Patienten zwei- bis dreimal pro Woche bis zu Hunderten von Kilometern fahren mußten, um ihren Dialyseplatz zu erreichen. Dieser bedrückende Zustand wurde immer bedrohlicher. Die Patientenzahl wuchs kontinuierlich, ohne daß die behandelnden Ärzte auch nur die geringste Aussicht hatten, aus diesem Dilemma dadurch herauszukommen, daß die Sozialpolitiker, Versicherungs- und Krankenhausträger gewillt und in der Lage gewesen wären, die erforderlichen Behandlungskapazitäten zu schaffen und, parallel zur wachsenden Patientenpopulation, auszubauen. Es bestand somit die Gefahr, daß es notwendig werden würde, den Platz an der künstlichen Niere ebenso wie in Seattle durch

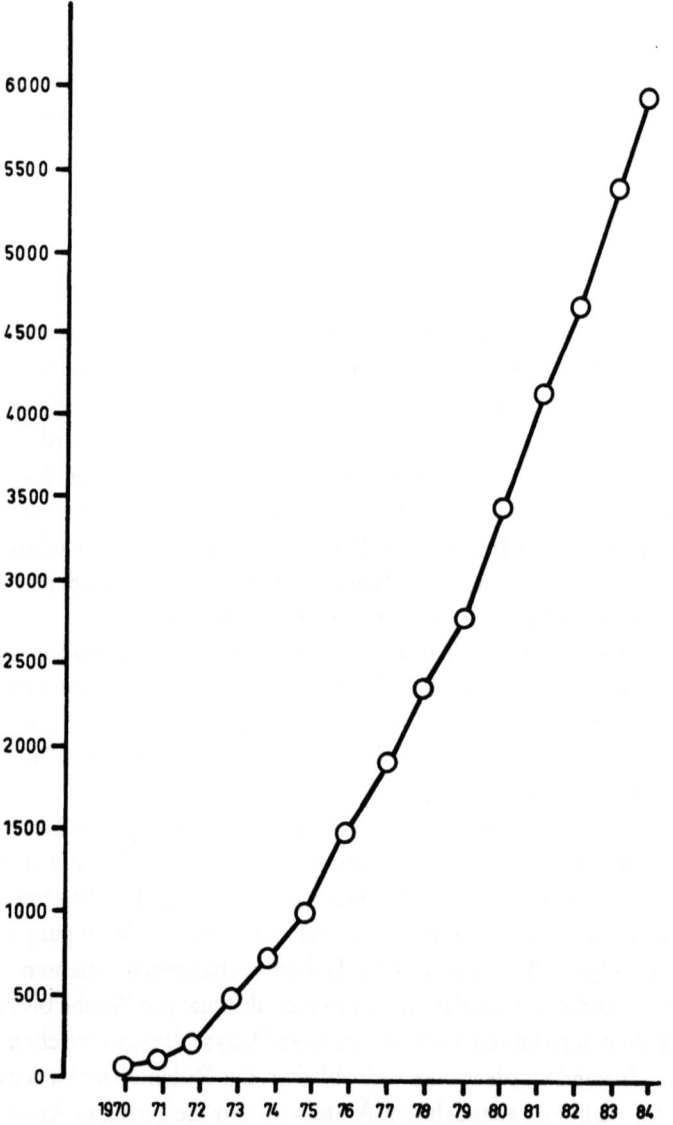

Abb. 1: Entwicklung der Patientenpopulation (Dialysepatienten des Kuratoriums für Heimdialyse)

Schiedskommissionen zuweisen zu lassen und damit andere der Dialyse bedürftige Patienten von der Behandlung auszuschließen.

Diese angesichts der Verfügbarkeit eines zwar teuren, aber lebensrettenden Behandlungsverfahrens für die verantwortlichen Ärzte deprimierenden Erkenntnisse gaben den Anstoß zur Gründung des gemeinnützigen *Kuratoriums für Heimdialyse* im Oktober 1966, dessen Tätigkeit zunächst den chronisch nierenkranken Patienten der Universitätskliniken Frankfurt gewidmet war, das dann aber schrittweise auch die Zusammenarbeit mit Kliniken des weitaus größten Teiles des Bundesgebietes aufnahm. Gründer des Vereins waren Bankkaufleute, Juristen und Ärzte, die sich dieses Anliegens aus humanitären Gründen angenommen und zum Ziel gesetzt hatten, die medizinischen, ökonomischen und rechtlichen Voraussetzungen für die bestmögliche Betreuung dieser speziellen Gruppe chronisch kranker Menschen zu schaffen und auf Dauer zu sichern, ohne sich auf staatliche Hilfe zu verlassen. Zahlreiche Schwierigkeiten und Skepsis waren in vielen Verhandlungen mit Krankenhausträgern, Krankenkassen, Banken, Behörden und Ministerien zu überwinden, ehe der entscheidende Durchbruch erzielt werden konnte.

Die Zahl der Patienten, die mit Hilfe der Dialysebehandlung am Leben erhalten wurde, stieg von Jahr zu Jahr. Dies geht besonders eindrucksvoll aus der Entwicklung der Patientenzahlen des Kuratoriums für Heimdialyse seit 1970 hervor (siehe Abb. 1). In dieser Zeit stieg die Zahl der Dialysepatienten von 30 auf etwa 6000 im Jahre 1984 an, bei einer Häufigkeit von 40 bis 50 Neuerkrankungen pro Million Einwohner und Jahr. Ende 1986 werden in der Bundesrepublik Deutschland mehr als 20 000 chronisch nierenkranke Patienten durch Dialyse zu versorgen sein, und die Zahl wird in Zukunft weiter ansteigen, bevor ein Gleichgewicht zwischen Anzahl der Neuerkrankungen und derjenigen der Sterbefälle erreicht sein wird. Nach Hochrechnungen der Arbeitsgemeinschaft für klinische Nephrologie werden im Jahre 1990 etwa 400 bis 500 Patienten pro Million Einwohner mit Dialyse oder Nierentransplantation zu behandeln sein, gegenüber 260 Patienten pro Million Einwohner im Jahre 1982.

Organisation der Dialysebehandlung

Selbstverständlich handelt es sich bei der Hämodialyse um eine äußerst kostenaufwendige Maßnahme. Eine künstliche Niere kostet derzeit etwa DM 30 000,-, ein Behandlungsplatz in einem Dialysezentrum ca. DM 250 000,-. Die dreimal wöchentliche Behandlung mit der künstlichen Niere kostet pro Patient und Jahr etwa DM 90 000,-, insgesamt jährlich etwa 1,2 Milliarden DM.

Jeder Dialysepatient benötigt pro Jahr ca. 3 Tonnen an Dialysehilfsstoffen und Medikamenten. Die jährliche Verbrauchsmenge beträgt schon jetzt 45 000 Tonnen, die beschafft, bevorratet und verteilt werden müssen. Darüber hinaus bedarf jeder Dialysepatient, wenn er nicht transplantiert werden kann, der lebenslangen spezialärztlichen Behandlung sowie der Betreuung durch besonders geschulte Dialyseschwestern, Pfleger und Dialysetechniker. Zur Zeit dürften in der Bundesrepublik ca. 800 Ärzte und 3000 Pflegekräfte und Techniker zur Betreuung von Dialysepatienten zur Verfügung stehen.

Für die Versorgung der Patienten mit nichtbeeinflußbarem chronischen Nierenversagen gibt es drei Kategorien von Behandlungseinrichtungen:

1. Die Heimdialyse als Behandlungsverfahren der ersten Wahl für die unkomplizierte Dauerdialysebehandlung.

Es wird heute angestrebt, den Dauerdialysepatienten möglichst rasch aus dem intensivmedizinischen Umfeld der Klinikdialysestation herauszunehmen und, zusammen mit seinen Angehörigen, ins Training für die Heimdialyse zu überführen. Nach etwa dreimonatigem Training ist der Patient in der Lage, die Behandlung weitgehend selbst durchzuführen, wobei ihm ein Familienangehöriger zur Hand gehen kann.

Die Durchführung der Heimdialyse erfordert eine aufwendige Organisation. Es sollte eine von der Klinik getrennte Trainingsstation zur Verfügung stehen, welche mehr Heim- als Klinikatmosphäre hat. Es wird ein Trainingsraum mit mehreren Plätzen benötigt, so daß alle gemeinsam trainierten Patienten zusammen mit ihren Angehörigen von ihren Nachbarn mitlernen können und gemeinsamer Unterricht durchgeführt werden kann. Hier hat das Kuratorium für Heimdialyse die organisatorischen Voraussetzungen geschaffen und betreut heute fast zwei Drittel der 15 000 Dialysepatienten.

2. Für Patienten, die für die Heimdialyse zwar in Frage kämen, bei denen aber die nötigen sozialen Voraussetzungen, wie z. B. geeigneter Partner bzw. geeignete Wohnung fehlen, wurden sog. Dialysezentren geschaffen. In diesen Zentren können sich die Patienten zwar auch selbst dialysieren, sie werden aber durch geschultes Pflegepersonal unterstützt.

Wir haben mit Hilfe des Kuratoriums für Heimdialyse im Jahre 1973, d. h. vor mehr als elf Jahren, das erste Dialysezentrum der Bundesrepublik Deutschland in Greven bei Münster eröffnet. Inzwischen wurden in der Bundesrepublik mehr als hundert derartige Zentren errichtet. Als Folge dieser Entwicklung ist ein gewisser Rückgang der Zahl der Heimdialysepatienten zu verzeichnen.

3. Schließlich muß für Patienten, die infolge von Komplikationen oder Zweiterkrankungen krankenhauspflegebedürftig sind, die Möglichkeit einer Dialysebehandlung in Kliniken bzw. Krankenhäusern geschaffen werden.

Der Vorteil der Heimdialyse- bzw. Zentrumsdialysebehandlung ist, daß die Patienten relativ unabhängig sind, ihre dreimal wöchentliche Dialyse entsprechend ihrer beruflichen Tätigkeit einrichten können, keine großen Anfahrten zum Krankenhaus und das Gefühl haben, für die Behandlung ihrer Krankheit selbst verantwortlich zu sein.

Nebenbei sei erwähnt, daß wir für die Dialysepatienten die Möglichkeit geschaffen haben, an besonders attraktiven Urlaubsorten des In- und Auslandes die Dialysen durchzuführen, so daß diese Kranken nicht auf einen Urlaub verzichten müssen.

Die Erfolge der Dialysebehandlung hinsichtlich der Rehabilitation der Patienten sind recht gut. Etwa 54% der Heimdialysepatienten sind wieder arbeitsfähig.

Probleme der Dauerdialyse

Sehr häufig erhebt sich die Frage, ob es sinnvoll und gerechtfertigt ist, bei allen Patienten, die an einem chronischen Nierenversagen leiden, eine Lebensverlängerung durch Dauerdialysebehandlung um jeden Preis zu ermöglichen. Aus ärztlicher Sicht darf unseres Erachtens nach, da ausreichend Dialyseplätze in der Bundesrepublik Deutschland zur Verfügung stehen, von einigen Ausnahmen abgesehen, die Dialysebehandlung keinem Patienten vorenthalten werden. Dies gilt insbesondere im Hinblick auf eine eventuelle Altersbegrenzung, wie sie z. B. in England üblich ist, wo Patienten, die älter als fünfzig Jahre sind, nicht mehr in die Dialysebehandlung aufgenommen werden. Die Grenzen der Dialysebehandlung sind bei uns allenfalls unheilbare Begleit- oder Grundleiden bzw. schwere, nicht zu behebende Folgeerscheinungen der Nierenerkrankung.

Zweifellos ergeben sich bei der Dialysebehandlung zahlreiche Probleme. Der Kranke, der dauernd mit der künstlichen Niere behandelt wird, ist sich dessen bewußt, daß sein Leben von dem Funktionieren des Apparates abhängt. Er ist auch weitgehend an den Dialyseapparat gebunden. Sofern er eine berufliche Tätigkeit ausübt, ist er im Lebenskampf den Gesunden gegenüber stark benachteiligt und muß sich strengen diätetischen Einschränkungen unterwerfen.

Ein weiteres Problem stellt das Verhältnis Arzt – Patient dar. Zwischen beiden steht gewissermaßen die technische Apparatur. Sie übernimmt die Tätigkeit der Nieren und überwacht gleichzeitig andere Körperfunktionen des Kranken. Das kann zur Folge haben, daß der Arzt sich mit der Überwachung der Apparate begnügt und der Patient sein Vertrauen mehr und mehr auf diese verlagert. Da die Apparate dem Kranken nur zum Überleben verhelfen, ihn aber nicht wieder gesund machen, wäre es grundfalsch, wenn der Arzt versuchte, ihm das Gefühl für die Krankheit und die erforderliche vertrauensvolle Zusammenarbeit zu nehmen.

Dies würde zu einer Art Selbstbetrug des Patienten führen. Der Arzt kann jedoch dem Kranken sein Schicksal erleichtern. Er muß sich den besonderen Problemen des Personenkreises gegenüber aufgeschlossen zeigen, das Pflegepersonal zu Verständnis und zu ausgeglichener Freundlichkeit anhalten und es bereits nach diesen Gesichtspunkten aussuchen. Auch die Auswirkungen einer Dauerdialyse auf die Familie des Patienten sind zu berücksichtigen, insbesondere, wenn die Behandlung in der häuslichen Umgebung durchgeführt wird.

Darüber hinaus darf nicht vergessen werden, daß der Dialysepatient selbstverständlich nicht gesund ist. Zwar kann durch die Dialysebehandlung das Leben erhalten werden, zahlreiche körperliche Funktionen sind jedoch erheblich beeinträchtigt. Hier ist in erster Linie das Daniederliegen der Sexualfunktionen zu erwähnen, das zu erheblichen Schwierigkeiten im Partnerschaftsverhältnis führen kann. Sowohl Männer als auch Frauen sind häufig unfruchtbar. Darüber hinaus kommt es nach langjähriger Dialysebehandlung zu Störungen der Blutbildung, des Knochenaufbaus, des Kreislaufs und bei Kindern zu erheblichen Wachstumsstörungen.

Mit Recht wird man schließlich die Frage aufwerfen dürfen, wohin uns letztlich der Weg, den wir mit der Einführung der Dauerdialyse beschritten haben, führen wird. VOGEL hat auf die tiefen und einschneidenden Veränderungen innerhalb der medizinischen Wissenschaft hingewiesen, die sich mit der Technisierung der Medizin ergeben. Er fordert, daß die Ärzte im Umgang mit den Kranken nicht zu Technikern der objektivierten menschlichen Maschine werden sollten. Er meint, daß eine Medizin, die das menschliche Leben und die menschliche Krankheit auf einen manipulierbaren Naturvorgang reduziert, unmenschlich wird und das ärztliche Ethos verletzt.

Sicherlich müßten wir den zahlreichen Kritikern der technisierten apparativen Medizin zustimmen, wenn wir für die Zukunft unserer Dialysepatienten keine anderen Möglichkeiten sähen, als möglichst viele von ihnen mit komplizierten Maschinen möglichst lange am Leben zu erhalten. Dies ist jedoch nicht der Fall. Wir betrachten die Dauerdialysebehandlung für viele Patienten lediglich als eine vorläufige lebensverlängernde Maßnahme auf dem Wege zu unserem endgültigen Ziel, nämlich der Transplantation einer Spenderniere auf den Nierenkranken. Da es manchmal mehrere Jahre dauert, bis der Patient eine geeignete Niere bekommen kann, ist die Dialysebehandlung eine *conditio sine qua non*. Daß sich die Nierentransplantation als optimale Lösung für den chronisch Nierenkranken anbietet, wird heute kaum noch ernsthaft bestritten. Eine geglückte Nierentransplantation führt zu einer weitgehenden Rehabilitation des Kranken, verbunden mit dem Gefühl der Gesundheit sowie Bewegungs- und Handlungsfreiheit. Wir halten es daher für unsere Pflicht, den Patienten mit allen uns zur Verfügung stehenden Mitteln behilflich zu sein, dieses Ziel zu erreichen.

Nierentransplantation

Die Idee zur Transplantation von Organen oder Körperteilen kann man in Fabelwesen des Altertums bereits verkörpert sehen. Der Bericht über die Beinverpflanzung eines verstorbenen Mohren auf einen Küster weißer Hautfarbe durch die Schutzpatrone der Ärzte, Kosmas und Damian, bietet noch heute interessante Aspekte.

Am Beginn wissenschaftlicher Untersuchungen stehen die – letztlich gescheiterten – Arbeiten über Nierenverpflanzungen beim Hund von ULLMANN (1902) in Wien und von ALEXIS CARREL (1902) in Lyon, später in New York zusammen mit GUTHRIE.

Erst 1944 wurde durch MEDAWAR als Ursache des Scheiterns von Organtransplantationen zwischen genetisch unterschiedlichen Organismen das Auftreten von Antigen-Antikörperreaktionen erkannt.

Folgerichtig wurde daher zunächst versucht, diese Barriere durch eine Organverpflanzung zwischen eineiigen Zwillingen zu überwinden. Die erste erfolgreiche Nierentransplantation zwischen eineiigen Zwillingen gelang im Jahre 1954 MERRILL in Boston. Schon 1959 erfolgte dann die erste Transplantation zwischen genetisch nicht identischen Individuen durch HAMBURGER in Paris. Damit wurde die Epoche der klinischen Organtransplantationen eingeleitet. Inzwischen ist die Transplantation von Nieren eine allgemein anerkannte, fast routinemäßig durchgeführte klinische Behandlungsmethode mit weltweiter Verbreitung geworden. Bis jetzt wurden schon mehr als 100 000 Nierentransplantationen durchgeführt.

Für die Nierentransplantation kommen grundsätzlich Organe von verwandten Lebendspendern, z. B. Eltern oder Geschwistern, oder aber solche von Verstorbenen in Frage. Lebendspenden sind bei uns die Ausnahme: die Häufigkeit beträgt in der Bundesrepublik 4,5%, im europäischen Durchschnitt 10,3%, in den Vereinigten Staaten dagegen 31% der Nierentransplantationen. Der Grund hierfür ist darin zu sehen, daß, abgesehen von eineiigen, d. h. identischen Zwillingen, die Erfolgschancen bei einer Verwandten-Nieren-Übertragung nicht wesentlich besser sind als bei einer Leichennierenübertragung. Demgegenüber muß die potentielle Gefährdung des Spenders durch die Operation und die spätere Einnierigkeit berücksichtigt werden.

Somit konzentriert sich das Transplantationsproblem auf die Verpflanzung von Organen zwischen genetisch nicht identischen Individuen. Hier ist zu berücksichtigen, daß der menschliche Organismus bestrebt ist, eingepflanzte Organe, die von einem Fremdindividuum stammen, abzustoßen. Dieser im Grunde nützliche Schutzmechanismus stellt eines der wesentlichen Hindernisse gegen die Organtransplantation dar.

Um eine möglichst gute Übereinstimmung zwischen Spendern und Empfängern zu erzielen, werden bei beiden neben der Bestimmung der Blutgruppen des A-B-O-Systems Gewebetypisierungen der Leukozytenantigene im sog. HLA-System durchgeführt. Da die Chance einer guten Übereinstimmung im allgemeinen bei 1:80 000 liegt, müssen die Ergebnisse der Gewebetypisierung einer möglichst großen Zahl von potentiellen Empfängern zentral gespeichert werden. Ohne auf das schwierige Problem der Gewebetypisierung einzugehen, sei hier nur angemerkt, daß auf jeden Fall die Blutgruppen übereinstimmen müssen, und daß zum anderen eine weitgehende Übereinstimmung der sog. HLA-Antigene, von denen inzwischen 52 bekannt sind, vorhanden sein sollte.

Da eine optimale Übereinstimmung, außer bei eineiigen Zwillingen, praktisch nicht zu erwarten ist, hängt der Erfolg der Nierentransplantation weitgehend von der Entwicklung wirksamer sog. immunsuppressiver Substanzen ab, die die Abwehrreaktionen des Organismus gegen das Fremdorgan unterdrücken.

Sofern die Nierentransplantation erfolgreich ist, führt sie zu einer weitgehenden Rehabilitation des Patienten, die mit anderen Behandlungsmaßnahmen nicht erreichbar ist. Ihre Anwendung ist somit verpflichtende ärztliche Aufgabe.

Praktisches Vorgehen bei der Nierentransplantation

Entgegen einer häufig von Laien geäußerten Meinung ist es nicht möglich, gespendete Nieren in einer sog. Organbank zu konservieren, wie das z.B. bei Blutkonserven geschieht. Die Transplantation von Leichennieren muß spätestens innerhalb von 20 bis 34 Stunden nach der Organentnahme erfolgen. Aus diesem Grunde müssen umgekehrt Patientenbanken errichtet werden, d.h. Zentralen, bei denen die Patientendaten einschließlich der oben bereits erwähnten Gewebemuster gespeichert werden. Für den westeuropäischen Raum werden die genannten Gewebseigenschaften der transplantationswilligen Dialysepatienten in dem sog. Eurotransplant-Zentrum in Leiden in den Niederlanden registriert.

Das Vorgehen bei der Organspende von einem Verstorbenen gestaltet sich wie folgt:

Als potentielle Organspender kommen vor allem Opfer schwerster Schädel-Hirn-Verletzungen oder von Hirnblutungen mit sog. dissoziiertem Hirntod in Frage, d.h. Patienten, bei denen nach eingetretenem Hirntod der Kreislauf unter künstlicher Beatmung durch entsprechende Apparate noch aufrecht erhalten werden kann. Die Altersgrenze für die Verwendung der Nieren als Transplantat liegt im allgemeinen zwischen 6 und 60 Jahren. Hierbei ist allerdings nicht das kalendarische, sondern das biologische Alter, d.h. der Zustand der Blutgefäße von entscheidender Bedeutung.

Voraussetzung für eine Organspende ist zunächst die Zustimmung der nächsten Angehörigen des Patienten, sofern dieser nicht testamentarisch, z. B. durch einen Spenderausweis, bereits selbst eine Verfügung getroffen hat.

Bezüglich der Zustimmung der Angehörigen läßt sich in den letzten Jahren eine erhebliche Steigerung der Spendebereitschaft feststellen. Dies beruht sicherlich auf der großen Aufklärungskampagne, die von den verschiedensten Organisationen durchgeführt wurde. Von besonderer Bedeutung in diesem Zusammenhang ist die Aufklärung der Bevölkerung hinsichtlich der Todeszeitfeststellung des Spenders. Ein wichtiges Hemmnis für die Einwilligung zur Organentnahme ist die Furcht, daß dem noch lebenden Patienten ein Organ entnommen wird.

Bedeutsam ist in diesem Zusammenhang die Feststellung des Hirntodes. Beim normalen Sterbevorgang kommt es infolge von Herz- und Atemstillstand unmittelbar zum Tod des gesamten Organismus. In Fällen schwerster Hirnschädigung, die auf einer Intensivstation behandelt werden, kann es jedoch zu einem vollständigen und endgültigen Ausfall der Hirnfunktionen, d. h. zum Hirntod kommen, während unter künstlicher Beatmung und entsprechenden Infusionen das Herz noch weiter schlägt und damit die anderen Organe vital erhalten werden. Dies bezeichnet man als dissoziierten Hirntod. Mit dem Organtod des Gehirns sind die für jedes personale menschliche Leben unabdingbaren Voraussetzungen, ebenso aber auch alle für das eigenständige körperliche Leben erforderlichen Steuerungsvorgänge des Gehirns endgültig erloschen. Die Feststellung des Hirntodes bedeutet damit die Feststellung des Todes des Menschen. Eine weitere Behandlung kann deshalb keine Hilfe mehr bringen.

Die Diagnose des dissoziierten Hirntodes wird von mindestens zwei Ärzten gestellt, die nicht mit der Transplantationsgruppe identisch sein dürfen, um Konfliktsituationen zu vermeiden. Je nach den Gegebenheiten wird sich eine solche Kommission aus Neurologen, Neurochirurgen, Anästhesisten, Unfallchirurgen und Internisten zusammensetzen. Der dissoziierte Hirntod wird durch klinisch-neurologische Symptome, insbesondere Fehlen cerebraler Reflexe, ein sog. Null-Linien-EEG, d. h. das Fehlen jeglicher Hirnströme, und gegebenenfalls den Nachweis einer nicht mehr vorhandenen Hirndurchblutung im Gehirngefäßangiogramm festgestellt. Erst wenn der dissoziierte Hirntod definitiv gesichert ist, kommt eine Organentnahme in Frage, nachdem vorher, wie bereits betont, die Einwilligung der Angehörigen eingeholt wurde, sofern nicht eine Zustimmungserklärung des Patienten in Form eines Spenderpasses vorliegt.

Nachdem der Hirntod des Spenders festgestellt, die Einwilligung zur Transplantation gegeben und dokumentiert wurde, werden die weiteren für die Transplantation erforderlichen medizinischen Untersuchungen vorgenommen. Hierzu gehört in erster Linie die Gewebetypisierung, d. h. die Bestimmung der Transplantationsantigene aus dem Blut oder aus Gewebe des Spenders. Die gewonnenen Daten, insbesondere Blutgruppe und Gewebetyp werden dann per Fernschreiber nach Leiden durchgegeben, wo sämtliche Daten der zur Transplantation angemeldeten Patienten gespeichert sind. Der Computer sucht dann unter den dort gemeldeten vielen Tausend Patienten die geeigneten Empfänger im europäischen Raum aus und vermittelt den überregionalen Organaustausch. Dabei werden die Nieren unter dem Gesichtspunkt der besten Gewebeverträglichkeit und der klinischen Dringlichkeit zwei Empfängern im deutschen oder europäischen Raum zugeführt.

Ein Ärzteteam hat inzwischen das Spenderorgan operativ entnommen und dies so vorbereitet, daß es möglichst rasch zum Empfänger transportiert werden kann, wobei im allgemeinen der Luftweg erforderlich ist. Der Empfänger wird auf dem schnellsten Wege über das verfügbare Spenderorgan unterrichtet und auf die Transplantation in seinem Transplantationszentrum vorbereitet. Es werden sogar Organe mit überseeischen Ländern, z. B. den USA, auf diese Weise ausgetauscht.

Die explantierte Niere kann, nachdem sie sofort nach der Entnahme mit einer speziellen Nährlösung gekühlt durchgespült wurde, ungefähr 34 Stunden transplantierfähig gehalten werden. Der Transport erfolgt in entsprechend gekühlten, keimfreien Spezialbehältern.

Nach der Transplantation verbleiben die Patienten acht bis zehn Tage in der Klinik, da angesichts der genetischen Unterschiede, wie oben bereits betont, jede Transplantation körperfremder Organe in dem Körper des Empfängers Abwehrreaktionen auslösen kann, die zur Abstoßung des Organes führen können. Diese Reaktionen lassen sich mit Hilfe von Medikamenten abschwächen. Als Basisbehandlung haben sich die Cortisonpräparate bewährt. Diese werden allen Patienten schon während der Transplantation und auch später in unterschiedlicher Dosierung verabreicht. Zusätzlich werden noch weitere Immunsuppressiva gegeben, wobei sich derzeit alle Hoffnungen auf einen Durchbruch in der Organtransplantation auf das Polypeptid Cyclosporin A als den Prototyp einer neuen Generation von immunsuppressiven Pharmaka richten.

Trotzdem kommt es immer wieder vor, daß sich Körper und Transplantat nicht vertragen, so daß das übertragene Organ oder Gewebe abgestoßen wird. Darüber hinaus kann die medikamentös herbeigeführte Abschwächung der Abwehrreaktionen beim Patienten selbst auch Infektionen oder sogar das Auftreten von bösartigen Tumoren begünstigen. Eine sehr exakte Überwachung ist daher über Jahre nach der Transplantation erforderlich. Auch medikamentenspezifische Nebenwirkungen lassen sich nicht ausschließen.

Die Erfolge der Nierentransplantation sind, gemessen an der Organfunktion und der Besserung des Zustandes der Patienten, sehr gut. In erfahrenen Transplantationszentren liegt die Transplantatfunktionsrate nach Ablauf eines Jahres bei etwa 90%, nach drei Jahren bei 70%.

Etwa gleich hohe Erfolgsaussichten sind bei Zweit- oder Mehrfachtransplantationen gegeben. Völlig störungsfreie Verläufe über viele Jahre werden zunehmend häufiger beobachtet. Zu beachten ist, daß Abstoßung des Organs nicht Tod des Patienten bedeutet, sondern daß dieser wieder an die künstliche Niere angeschlossen und auf eine weitere Transplantation vorbereitet werden kann. In Zukunft werden Fortschritte der Gewebetypisierung, in der Konservierung und im Transport der Spendernieren ebenso wie klinische Erfahrung und Verbesserung der Immunsuppression die Überlebensrate sowohl der Patienten als auch der Transplantate zweifellos noch steigern.

Ein wesentlicher Aspekt der Nierentransplantation ist die deutliche Verbesserung der Rehabilitation der Patienten im Vergleich zur Dialysebehandlung. Aus Statistiken der europäischen und amerikanischen Transplantationseinheiten ist zu erkennen, daß etwa 65% der Patienten nach Nierentransplantation wieder voll arbeitsfähig werden.

Die Todesursachen bei transplantierten Patienten sind schwerste Infektionen (40%), Kreislauferkrankungen (20%), Magen-Darm-Komplikationen (10–15%) und bösartige Tumoren (5–10%). Etwa 50% der Todesfälle treten innerhalb des ersten Jahres nach der Transplantation auf.

Es ist verständlich, daß die Durchführung von Nierentransplantationen ein erhebliches Maß an Organisation erfordert und hohe Kosten verursacht. Dies, zusammen mit einer anfänglich mangelnden Spendefreudigkeit, ist die Ursache dafür, daß die Transplantationsfrequenz in der Bundesrepublik lange Zeit sehr niedrig lag. Die Länder waren und sind nicht in der Lage, für die Universitätskliniken die ihnen obliegenden Vorhalteleistungen für die Gründung und den notwendigen Vorlauf von Transplantationszentren zu erbringen, solange diese nicht über den Pflegesatz refinanziert werden. Und dies wiederum ist erst möglich, wenn die Transplantation tatsächlich durchgeführt wird. Aber selbst mühsam ausgehandelte Sonderpflegesätze standen vielerorts nicht den Transplantationszentren zur Verfügung, sondern versickerten in chronisch defizitären allgemeinen Klinikhaushalten.

Dies führte dazu, daß der organisatorische Zustand der Nierentransplantation noch im Jahre 1976 demjenigen sehr ähnlich war, der Ende der sechziger Jahre auf dem Gebiet der Dialyse vorherrschte. Auch die Transplantation, obwohl medizinisch anerkannt, war personell und organisatorisch unzureichend oder überhaupt nicht abgesichert und ineffizient. Erst als sich das Kuratorium für Heimdialyse verdienstvollerweise auch dieses Bereiches unter Nutzung der Erfahrungen in der Organisation der Dialysebehandlung unbürokratisch annahm, konnte die Nierentransplantation in der Bundesrepublik entscheidend vorangetrieben werden. Im Jahre 1976 wurde ein Organisationsmodell Nierentransplantation in München entwickelt, das deren speziellen Erfordernissen entsprach und zugleich die not-

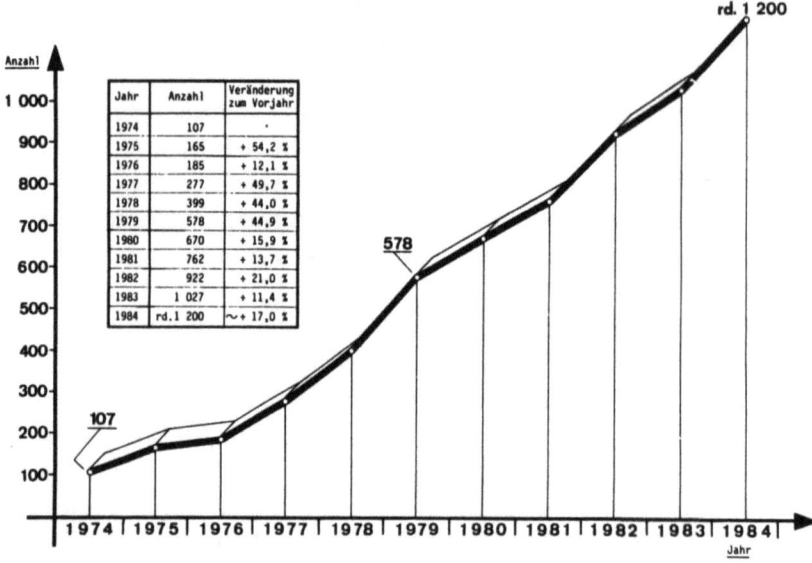

Abb. 2: Entwicklung der Nierentransplantationen in der Bundesrepublik Deutschland (Quelle: Kuratorium für Heimdialyse Neu-Isenburg, Bundesärztekammer Köln)

wendigen internationalen und interdisziplinären Verzahnungen herstellte, ohne die ein so kompliziertes und überdies zu schnellem Handeln gezwungenes Unternehmen den extrem hohen organisatorischen Anforderungen nicht gerecht werden kann.

Dieses Modell steht inzwischen zwanzig Transplantationszentren in der Bundesrepublik zur Verfügung und wird von den Krankenkassenverbänden tatkräftig unterstützt. Kennzeichnend für die Wirksamkeit dieses Konzeptes und der damit verbundenen personellen und organisatorischen Förderung der Transplantationszentren ist, daß in der Bundesrepublik nach durchschnittlich 107 Transplantationen pro Jahr noch in der Zeit von 1970 bis 1974 im Jahre 1984 bereits mehr als 1200 Nierentransplantationen vorgenommen werden konnten (s. Abb. 2).

Da aus ärztlicher Sicht etwa 50% der Dialysepatienten für die Transplantation geeignet sind, müßten in der Bundesrepublik allerdings etwa 3000 Transplantationen durchgeführt werden, um den anstehenden Bedarf zu decken und weiter jährlich etwa 2000 Transplantationen erfolgen, um die neu hinzukommenden Patienten adäquat zu versorgen. Neben medizinischen machen es auch wirtschaftliche Überlegungen angesichts der stets beklagten Kostenexplosion im Gesundheitswesen erforderlich, daß Nierentransplantationen in der Bundesrepublik so rasch wie möglich in der Häufigkeit vorgenommen werden, die dem internationalen Standard und dem tatsächlichen Bedarf entspricht. Hier sei nur erwähnt, daß, wenn wir eine durchschnittliche dreijährige Überlebenszeit des Transplantats annehmen, sich bereits bei einer einzigen erfolgreichen Nierentransplantation innerhalb eines Zeitraumes von drei Jahren gegenüber der Klinikdialyse unter Berücksichtigung der notwendigen Transplantationsfolgekosten eine Kostenersparnis von DM 220 000,- ergibt. Bei jährlich 1000 Nierentransplantationen beläuft sich die Gesamtsumme der ersparten Dialysekosten innerhalb eines Zeitraumes von drei Jahren auf etwa 500 Millionen DM. Würden in der Bundesrepublik Deutschland die etwa 50% der transplantationsfähigen Dialysepatienten einer Nierentransplantation zugeführt, dann könnten etwa 50% der Behandlungskosten von derzeit 1,2 Milliarden DM pro Jahr eingespart werden.

Für uns Ärzte steht zwar die optimale Behandlung im Vordergrund, während die Kostenabwägung erst sekundär Berücksichtigung findet. Angesichts der ständigen Diskussionen in der Öffentlichkeit müssen jedoch auch die tatsächlichen kostenbestimmenden Faktoren im Gesundheitswesen einmal klargestellt werden. In Ländern mit nationalem Gesundheitswesen, z. B. in England, wird der Transplantation allein aus Kostengründen der Vorrang gegeben, während die primär lebensrettende, aber wesentlich teurere Dialysebehandlung staatlicherseits nur jüngeren Patienten, d. h. solchen bis etwa zu 50 Jahren, zugestanden wird. Glücklicherweise ist in unserem Fall die kostengünstigere Methode auch die vorteilhafteste für den Patienten.

Schlußbemerkungen

Ich habe versucht, am Beispiel der Behandlung chronisch Nierenkranker mit Hilfe der Hämodialyse bzw. der Nierentransplantation darzulegen, daß es der in der Öffentlichkeit zunehmend mit Mißtrauen beobachteten modernen Medizin innerhalb weniger Jahrzehnte gelungen ist, den natürlichen Ersatz eines lebenswichtigen menschlichen Organs zu einer anerkannten therapeutischen Routinemaßnahme zu machen.

Vielleicht ist es mir gelungen, die Überzeugung zu vermitteln, daß die angeblich inhumane technisierte Medizin doch einer differenzierteren Beurteilung bedarf als sie in den Schlagworten: „Darf die Medizin, was sie kann?" oder „Können wir uns das noch leisten?" zum Ausdruck kommt.

Selbstverständlich ist zu fragen, ob eine Lebensverlängerung um jeden Preis vertretbar oder sogar human sei. Wenn wir andererseits mit unseren Maßnahmen Tausenden von zumeist jungen Menschen zu einem normalen Leben verhelfen können, gibt es für uns Ärzte keine andere Alternative, als den Interessen des Individuums Vorrang vor den Interessen der Gesellschaft zu geben. Es sei denn, die Gesellschaft entscheidet über die Verteilung der vorhandenen Ressourcen und erhebt sich damit zum Richter über Leben und Tod, wie z. B. in den Anfängen der Dialysetherapie in den Vereinigten Staaten oder heute noch in England.

Ich möchte mit der Deklaration des Weltärztebundes von Helsinki bzw. Tokyo (1975) schließen, in der es heißt: „Bei der Behandlung eines Kranken muß der Arzt die Freiheit haben, neue diagnostische und therapeutische Maßnahmen anzuwenden, wenn sie nach seinem Urteil die Hoffnung bieten, das Leben des Patienten zu retten, seine Gesundheit wieder herzustellen."

Literatur

[1] KETZLER, K., LOSSE, H.: Dialyse und Nierentransplantation – aus der Sicht des Kuratoriums für Heimdialyse und Nierentransplantation. Internist *24:* 525–529, 1983.
[2] Jahresbericht 1983 des Kuratoriums für Heimdialyse e.V.
[3] PICHLMAYR, R.: Aktuelle Fragen der Organtransplantation. In: Allgemeine und spezielle Operationslehre, Band III, Transplantationschirurgie. Springer, Berlin – Heidelberg – New York 1981.
[4] WETZELS, E. (Hrsg): Hämodialyse und Peritonealdialyse. Springer, Berlin – Heidelberg – New York 1970.
[5] DIETRICH, E. (Hrsg.): Organspende und Organtransplantation. Indikationen – Technik – Resultate. R.S. Schulz-Verlag, 1985.

Diskussion

Herr Petrides: Wie sehen Sie das Problem der Cyclosporin-Schäden, von denen immer wieder berichtet wird? Sie sollen sporadisch sowohl an den Beta-Zellen des Pankreas als auch an den anderen Organen vorkommen.

Herr Losse: Das neue Immunsuppressivum Cyclosporin kann als hochwirksame Substanz zweifellos auch zu Nebenwirkungen führen. Hierzu gehören u. a. auch toxische Organschäden, z. B. an den Nieren, an der Leber, am Zentralnervensystem, möglicherweise auch am Pankreas. Nach den bisherigen Erfahrungen sind diese Nebenwirkungen bis zu einem gewissen Grade dosisabhängig. Aus diesem Grunde müssen während der Therapie regelmäßig Blutspiegelbestimmungen der Substanz durchgeführt werden, um Überdosierungen zu vermeiden. Darüber hinaus ist selbstverständlich eine regelmäßige Überwachung der Organfunktionen erforderlich.

Herr Petrides: Herr Losse, ich darf mir noch eine Ergänzung zu diesen ausgezeichneten Ergebnissen der Nierentransplantation erlauben. Ich möchte hier ein Gebiet erwähnen, das für uns, die wir uns mit Diabetikern beschäftigen, besonders spektakulär erscheint, nämlich die Erfolge der Nierentransplantation bei Diabetikern.
Die Gruppe von Sutherland aus Minneapolis hat Diabetiker jetzt schon zehn Jahre nach Nierentransplantation in Beobachtung. Es ist eine Gruppe von 26 Patienten, die sich wie Ihre Kranken besten Wohlbefindens erfreuen.

Herr Losse: Auch wir haben bis jetzt bei fünfzehn Patienten mit Typ I-Diabetes eine Nierentransplantation durchgeführt. Bei allen diesen Patienten kam es zu einer Verbesserung des Sehvermögens.

Herr Petrides: Es ist doch bemerkenswert, Herr Losse, daß diese Diabetiker mit fortgeschrittener Niereninsuffizienz und Nierenveränderung noch keine Fundusveränderung haben sollen.

Herr Losse: Alle unsere Patienten mit Typ I-Diabetes hatten zum Teil erhebliche Fundusveränderungen der verschiedensten Art. Diese Veränderungen zeigten, wie ophthalmoskopische Kontrolluntersuchungen ergaben, eine rückläufige Tendenz.

Herr Petrides: Auch ohne ophthalmologische Eingriffe?

Herr Losse: Ja, auch ohne ophthalmologische Eingriffe.

Herr Pfitzer: Bei den apparateabhängigen Dialysepatienten gibt es ja eine überdurchschnittlich hohe Selbstmordrate. Sinkt diese Rate nach der Transplantation ab? (ABRAM, H.S., MOORE, G.L., WESTERVELT, F.B.Jr.: Suicidal behavior in chronic dialysis patients. Am. J. Psych. 127, 1199–1204 (1971)).

Herr Losse: Nach unseren Erfahrungen ist die Selbstmordrate sowohl bei apparateabhängigen Dialysepatienten als auch bei transplantierten Patienten sehr niedrig.

Herr Pischinger: Bei der Karte mit den Dialysezentren fiel auf, daß in Deutschlands Norden und insbesondere in Hamburg kein solches Zentrum ist. Gibt es dafür einen bestimmten Grund?

Herr Losse: Die von mir gezeigte Übersichtskarte der Dialysezentren bezog sich ausschließlich auf die Einrichtungen des Kuratoriums für Heimdialyse. Im Norden der Bundesrepublik werden die Dialyseeinrichtungen von anderen Trägern unterhalten.

Herr Pischinger: Es gibt dort also auch Dialysezentren?

Herr Losse: Ja. Auch dort ist die Versorgung aller Patienten gewährleistet.

Herr Wicke: Sie haben gezeigt, daß bei den Dialyseapparaturen der eigentliche Austauschapparat verhältnismäßig klein ist. Gibt es im Rahmen der medizinischen Technik Entwicklungen, eine künstliche Niere zu erstellen, die so beschaffen ist, daß sie eventuell selbst in den Körper implantiert werden kann?

Herr Losse: Es gibt weltweite Bemühungen, eine implantierbare künstliche Niere zu entwickeln. In naher Zukunft ist jedoch nicht mit einem Erfolg dieser Bemühungen zu rechnen. Zwar ist der eigentliche Dialysator verhältnismäßig klein, es werden jedoch große Mengen speziell gereinigten Wassers benötigt, um einen effektiven Austausch zu gewährleisten.

Herr Meessen: Herr Losse, wie kommt es, daß in Ihrem Diapositiv mit den Dialysezentren die Fläche, die etwa dem Land Baden-Württemberg entspricht, ohne Zentrum ist, völlig ausgespart ist?

Meine zweite Frage betrifft etwas, was mich auch als emeritierter Pathologe immer wieder bewegt. Warum wird bei einer Entnahme der Niere bei einem hirntoten Menschen nicht die übrige Obduktion ausgeführt, um unerkannte Tumoren auszuschließen, die etwa durch die Transplantation weitergegeben werden? Das läge doch im Interesse des Empfängers und auch im Interesse der Ärzte, um die Todesursache zu dokumentieren.

Herr Losse: Hier gilt das oben bereits Gesagte: In Teilen des Landes Baden-Württemberg werden die Zentren nicht von dem Kuratorium für Heimdialyse, sondern von anderen Trägern betrieben.

Zur zweiten Frage ist folgendes zu sagen: Bei den Nierenspendern handelt es sich vorwiegend um junge Menschen mit schweren Schädel-Hirn-Verletzungen. Bei diesen Patienten ist das Vorliegen von malignen Tumoren a priori unwahrscheinlich. Selbstverständlich werden jedoch verschiedene klinische Untersuchungen zum Ausschluß von Tumoren durchgeführt. Eine Obduktion im klassischen Sinne ist während der Organentnahme nicht möglich, da diese in einem chirurgischen Operationssaal erfolgt. Dies schließt jedoch nicht aus, daß, falls erforderlich oder gewünscht, im Anschluß an die Organentnahme eine Obduktion in einem pathologischen Institut erfolgt.

Herr Eggers: Wie erklären Sie sich die relativ zahlreichen Hepatitis-B-Infektionen auf den Dialysestationen in den Krankenhäusern? Die Dialysemembranen sind ja – und das ist zum Teil experimentell nachgewiesen worden – für das Hepatitis-B-Virus (HBV) undurchlässig. Auf der anderen Seite haben wir heute Einmalspritzen, und die Geräte werden mit den entsprechenden Desinfektionsmitteln vor dem Wiedergebrauch desinfiziert. Trotzdem ist die Rate ganz auffällig hoch.

Herr Losse: Es ist richtig, daß bis vor etwa zehn Jahren Hepatitisinfektionen auf Dialysestationen sehr häufig waren. Sie betrafen vor allen Dingen auch das Pflegepersonal. In jüngster Zeit sind diese Infektionen äußerst selten geworden. Dies liegt einmal daran, daß die Dialysepatienten regelmäßig auf das Vorliegen einer Hepatitis untersucht werden und gegebenenfalls auf einer Isolierstation dialysiert werden. Darüber hinaus werden Patienten und Personal geimpft.

Herr Eggers: Das ist nicht ganz der Kern meiner Frage. Es ist klar, wenn ich impfe oder diejenigen, die HBV-Träger sind, ausschließe, daß ich dann natürlich keine Hepatitisfälle bekomme.

Herr Losse: Die Patienten werden, wie bereits gesagt, nicht von der Dialyse ausgeschlossen, sondern auf Isolierstationen dialysiert.

Herr Eggers: An sich dürften ja auch, wenn Sie einen HBV-Träger auf einer Dialysestation haben und die üblichen Vorschriften beachten, keine Infektionen auftreten.

Herr Losse: Das ist sicherlich richtig. Das große Problem ist allerdings, daß die Patienten nicht immer am gleichen Ort, sondern, z.B. im Urlaub, auf den verschiedensten Dialysestationen des In- und Auslandes, so u. a. auch auf Kreuzfahrtschiffen dialysiert werden. Dadurch entziehen sich die Patienten zumindest zeitweise unserer Kontrolle hinsichtlich einer Hepatitisinfektion. Aus diesem Grunde werden alle Patienten, die neu oder wieder zu uns kommen, zunächst isoliert und auf das Vorliegen einer Infektion untersucht.

Herr Eggers: Danke. Ich wollte im Grunde hören, daß es doch wohl die Hygienemaßnahmen sind, daß man sehr viel besser aufpaßt als früher, daß ganz offenbar manche Patienten enorm viel Virus ausscheiden, was zum Beispiel auch den ganzen Platz kontaminiert, und daß das HBV infektiöser ist, als man sich das gemeinhin vorgestellt hat.

Herr Losse: Das ist richtig.

Frau Funke: Wie sieht es mit der Bereitschaft der kleinen und mittleren Krankenhäuser aus, Ihre Explantationsteams anzufordern?

Herr Losse: Das Problem, das Sie hier ansprechen, hat uns früher große Sorge bereitet, da in der Tat die kleineren und mittleren Krankenhäuser in der Zusammenarbeit mit den Transplantationszentren sehr zurückhaltend waren. Dies hatte sowohl finanzielle als auch emotionale Gründe. In unserem Bereich haben wir das Problem dadurch gelöst, daß die Mitarbeiter des Transplantationsteams die einzelnen Krankenhäuser besucht haben und in ausführlichen Gesprächen mit den Ärzten und Krankenhausträgern sämtliche Aspekte der Organtransplantation erörtert haben. Hierdurch konnten Vorurteile abgebaut und eine vertrauensvolle Zusammenarbeit erreicht werden. Darüber hinaus wurde auch eine Aufklärungskampagne bei der Bevölkerung durchgeführt. Der Erfolg dieser Maßnahmen ist nicht ausgeblieben, so daß wir heute mit zahlreichen Krankenhäusern gut zusammenarbeiten. Das finanzielle Problem wurde mit Hilfe des Kuratoriums für Heimdialyse gelöst, das zunächst für die entstehenden Kosten aufkommt.

Herr von Bogdandy: Es hat früher anscheinend Mißbrauch mit der Entnahme von Nieren gegeben, was zum Teil publizistisch hochgespielt worden ist. Ich denke an den Fernsehfilm „Fleisch für Dr. Jackson" oder „Flesh", den Sie vielleicht gesehen haben. Meine Frage ist eine doppelte: 1. Hat es so etwas tatsächlich einmal in dieser Größenordnung gegeben? 2. Welche juristischen Voraussetzungen müssen heute erfüllt sein, damit eine Niere entnommen werden kann?

Herr Losse: Meines Wissens hat es, zumindestens in der Bundesrepublik, einen Handel mit menschlichen Organen, wie es in dem Film „Flesh" dargestellt worden ist, nicht gegeben. Allerdings hat dieser Film unseren Bemühungen um die Gewinnung von Spenderorganen sehr geschadet.

Zu Ihrer zweiten Frage: Juristische Voraussetzung für eine Organentnahme ist entweder eine testamentarische Verfügung des Verstorbenen (z. B. in Form eines Organspendeausweises) oder aber die Zustimmung der nächsten Angehörigen. Darüber hinaus muß sichergestellt sein, daß unter Umständen notwendige staatsanwaltliche Ermittlungen (z. B. bei ungeklärter Todesursache) nicht behindert werden.

Herr von Bogdandy: Welche Angehörigen sind das?

Herr Losse: Bei den Angehörigen handelt es sich z. B. um die Eltern oder die Ehepartner der Verstorbenen.

Ich möchte hier noch betonen, daß die Spendebereitschaft der Bevölkerung recht gut ist. Wir erleben es sogar, daß Eltern verunglückter Kinder spontan, d. h. ohne gefragt zu werden, mit dem Vorschlag einer Organentnahme an uns herantreten.

Herr Pischinger: Ich habe noch eine Frage zum Dialysegerät, die mich als Ingenieur interessiert. Könnte bei der Strömung des Blutes durch dieses Gerät auch eine mechanische Schädigung des Blutes eine Rolle spielen, wie das bei Herz-Lungen-Maschinen bekannt ist?

Herr Losse: Bei den älteren Dialysegeräten kam es in der Tat, ähnlich wie bei Herz-Lungen-Maschinen, zu einer mehr oder weniger ausgeprägten Hämolyse. Nachdem die Reibungsflächen im blutführenden System des Dialysators reduziert wurden, ist die Gefahr einer Hämolyse sehr gering geworden.

Stufen der Carcinogenese

von *Ekkehard Grundmann*, Münster

1. Einleitung

Mit drei Feststellungen darf ich beginnen:
1. Morbidität und Mortalität der bösartigen Tumoren nehmen in allen Industrieländern zu, und zwar stärker, als es nach der Alterspyramide zu erwarten wäre.
2. Hauptursachen dieser Zunahme sind Umweltfaktoren.

Daraus ergibt sich:

3. Diese Zunahme der bösartigen Tumoren, ja, die meisten malignen Geschwülste sind vermeidbar, wenn wir die anzuschuldigenden Umweltfaktoren erkennen und beseitigen.

Wenn heute von Umweltfaktoren die Rede ist, denken wir zunächst an Industrie- und Autoabgase, die Verschmutzung unserer Gewässer oder Lebensmittelzusätze.

Um so mehr Erstaunen muß die Tab. 1 erwecken, wonach die kausalen Faktoren von 35% aller Krebstodesfälle der allgemeinen Lebensweise, z. B. der Ernährung

Tabelle 1: Anteil der Krebs-Todesfälle (in %), die verschiedenen Faktoren zugeschrieben werden.

Faktoren		bester Schätzwert	minimaler und maximaler Schätzwert
1)	Lebensweise, z. B. Ernährung	35	10 – 70
2)	Tabakrauch	30	20 – 40
3)	Infektionen, z. B. Virus	10 ?	1 – ?
4)	Vererbung	5	1 – 12
5)	Beruf	4	2 – 8
6)	Alkohol	3	2 – 4
7)	Umweltverschmutzung	3	1 – 5
8)	Strahlung, Sonnenlicht	3	2 – 4
9)	Therapie und Diagnose	1	0,5 – 3
10)	Lebensmittel-Zusätze	1	–5 – 2

zugewiesen werden müssen (GRUNDMANN, 1984). Die Diskussion über die Ernährungsfaktoren sind in vollem Gange (z.B. ROE, 1983). Ich werde im einzelnen noch darauf zurückkommen. 30% aller Krebse werden kausal auf den Tabakrauch, genauer: auf den Zigarettenrauch bezogen. Der Zigarettenrauch wird im Gegensatz zum Pfeifen- und Zigarrenrauch inhaliert, große Mengen carcinogener Substanzen werden über die Schleimhaut der Atemwege resorbiert und verursachen sowohl Lungenkrebs als auch Kehlkopf- und Harnblasen-Krebs. Hier verfällt man schon leicht in einen gewissen Fatalismus. Ist doch die Tatsache, daß so viele Menschen Zigaretten rauchen, nicht Folge einer fehlenden Aufklärung, sondern schlicht das Ergebnis der alten Erfahrung, daß verbotene Äpfel seit Adam und Eva immer noch am besten schmecken.

Nach Tab. 1 ist die Vererbung mit 5% der Krebs-Faktoren immerhin noch relativ hoch anzusetzen, höher als etwa der Beruf, die „Umweltverschmutzung" oder gar die Lebensmittel-Zusätze.

Wie können so verschiedenartige Faktoren die gleiche Wirkung ausüben, nämlich bösartige Tumoren verursachen? Diese Frage führt vielerorts zu der resignierenden Feststellung, daß man eben über die Krebsentstehung noch zu wenig wisse. Andererseits gibt es keine andere Krankheitsgruppe, für die so viele Forschungsgelder ausgegeben werden wie für die Krebsforschung. Nicht nur die größeren, sondern auch viele kleine Länder auch der sogen. dritten Welt leisten sich aufwendige Krebsforschungsinstitute. Daß alle diese Bemühungen nicht fruchtlos geblieben sind, ja, daß wir über die Mechanismen, die zur Krebsentstehung führen, heute besser unterrichtet sind als über die pathogenetischen Mechanismen anderer Mas-

Abb. 1: Schema der Zweistufen-Carcinogenese (nach BERENBLUM, 1975) für Epidermis und Leber (nach RABES, 1979).

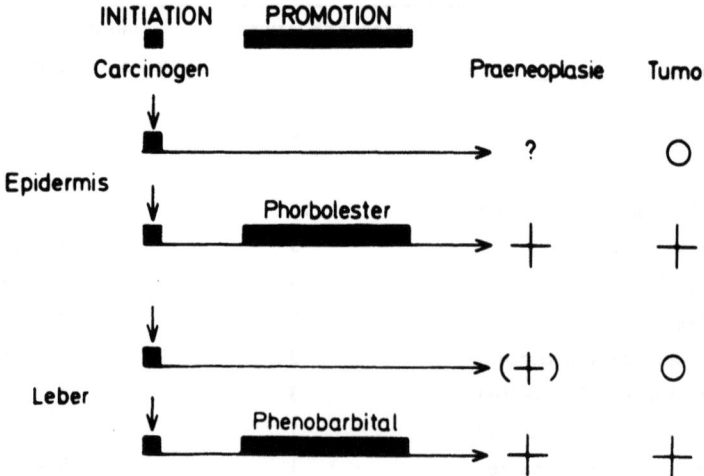

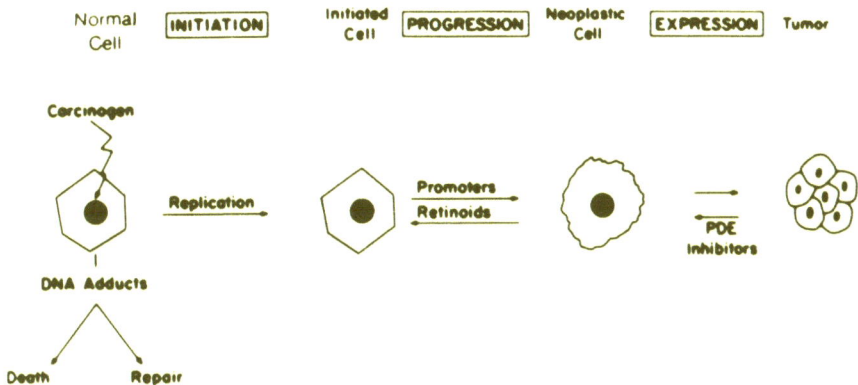

Abb. 2: Schematische Darstellung der Carcinogenese als Folge einer chemischen Induktion (nach BERTRAM et al., 1982).

senerkrankungen, z. B. der Arteriosklerose, hoffe ich Ihnen durch die nachfolgenden Ausführungen belegen zu können.

Ein wichtiger Erkenntnisschritt gelang vor etwa zehn Jahren, als BERENBLUM (1975) sichern konnte, daß die Krebsentstehung in zwei Stufen erfolgen kann: mit der Initiation durch Carcinogene, sekundär gefördert durch die Promotion. In Abb. 1 ist das Prinzip der Zweistufen-Carcinogenese dargestellt: Eine niedrige Carcinogendosis allein führt allenfalls zur Präneoplasie. Die Zugabe eines promovierenden Faktors, in der Epidermis z. B. eines Phorbolesters, in der Leber z. B. des Phenobarbitals, führt zum bösartigen Tumor.

Diese Zweistufen-Theorie ist heute verlassen zugunsten einer Mehrschritt-Theorie. Sie ist als Schema von BERTRAM et al. (1982) vereinfacht wiedergegeben worden (Abb. 2): Auf die normale Zelle wirkt ein carcinogener Reiz ein. Der durch diese Initiierung gesetzte Schaden wird repliziert, und es entsteht die „initiierte Zelle". Während der Progression unter Einfluß von Promotoren bildet sich allmählich die „neoplastische Zelle" aus. Diese ist noch nicht mit der bösartigen Geschwulst identisch, sondern erst der nächste Schritt, die „Expression", führt zum Tumor. Wichtig in diesem Schema von BERTRAM et al. (1982) ist, daß sowohl die Progression als auch die Expression durch bestimmte Inhibitoren reversibel, zumindest hemmbar sind.

2. Initiierung

Die drei klassischen „carcinogenen Einwirkungen", die wir seit langem kennen: bestimmte Chemikalien, Tumor-Viren und ionisierende Strahlen, sind durchweg initiierende Faktoren.

Die Initiierung erfolgt am Genom (RICH und FURMANSKI, 1982; SHERBET, 1982). Die chemischen Cancerogene werden metabolisch aktiviert zu elektrophilen Gruppen, die sich kovalent an DNA, RNA oder Proteine binden (z. B. RAJEWSKY, 1979; FARBER, 1982; GREIM et al., 1984). Die kovalente Bindung an die DNA ist offensichtlich das erste kritische Ereignis im Cancerogenese-Ablauf. Faktoren, welche die vorangehende metabolische Aktivierung unterbinden oder diese kovalente Bindung aufheben, hemmen die Cancerogenese.

Wir lernen und lehren in der Regel, daß die cancerogene Potenz an spezifischen Orten der DNA abläuft, z. B. am O^6-Methylguanin. Eine wichtige Rolle spielen dabei die Cytochrom-Oxydasen, bevorzugt das Cytochrom-P-450-Monooxydasesystem. So sind das Benzo(e)pyren und auch das Benzo(a)anthracen nicht oder nur schwach carcinogen, weil beide Substanzen schlechte Substrate für das P-450-System sind.

Neuere Untersuchungen (z. B. WEINSTEIN, 1981) haben gezeigt, daß z. B. bei der DNA-Bindung des Benzo(a)pyren stereoselektive Aspekte eine erhebliche Rolle spielen. Wegen ihrer geringen Größe bieten methylierende oder äthylierende Agentien wie etwa die Nitrosamine keine wesentlichen sterischen Probleme. Aber bei den großen polyzyklischen Kohlenwasserstoffen oder etwa beim Acetaminofluoren bewirkt die Modifikation der C-8-Position des Guanins in der Doppelhelix-DNA eine Distorsion der Struktur, das sogen. „base displacement". Das Benzo(a)pyren verursacht nach Computergraphik-Displays nur unwesentliche Änderungen in der Stereo-Struktur der DNA-Doppelhelix (Abb. 3 A). Acetaminofluoren dagegen, kovalent gebunden an die C-8-Position des Guanins, ergibt ein „base displacement". In Abb. 3 B ist mit Ac die Acetylgruppe des AAF bezeichnet. Das Cytosin, hier markiert mit C, bleibt an dem gegenüberliegenden Teil des DNA-Stranges und überlappt sich mit dem AAF-Rest. Dieses C rotiert wahrscheinlich aus der Helix hinaus, um sich an das AAF anzubinden. Dies sei nur als ein vielleicht besonders interessantes Beispiel aufgeführt.

Neuere Studien sprechen dafür, daß auch die mitochondriale DNA attackiert wird. Wenn Benzo(a)pyren einwirkt, ist die spezifische Aktivität der mitochondrialen DNA sogar bis zu hundertmal größer als die der Kern-DNA. Die funktionelle Bedeutung dieses Angriffs auf die mitochondriale DNA ist allerdings noch unbekannt.

Viel diskutiert ist die Wirkung der UV-Strahlen, die häufig zu einem dimeren Thymin führen sollen. Aber weniger die molekulare Wirkung als solche, sondern die sich daraus ergebenden Folgerungen beanspruchen Aufmerksamkeit: Wir alle sind einer – allerdings unterschiedlich intensiven – UV-Strahlung ausgesetzt. Hautkrebs ist dementsprechend bei Weißen in den Tropen sehr häufig – aber doch noch viel seltener, als molekularbiologisch zu erwarten wäre. Der Grund dieser Diskrepanz ist uns heute geläufig: Der Organismus besitzt Mechanismen, um DNA-

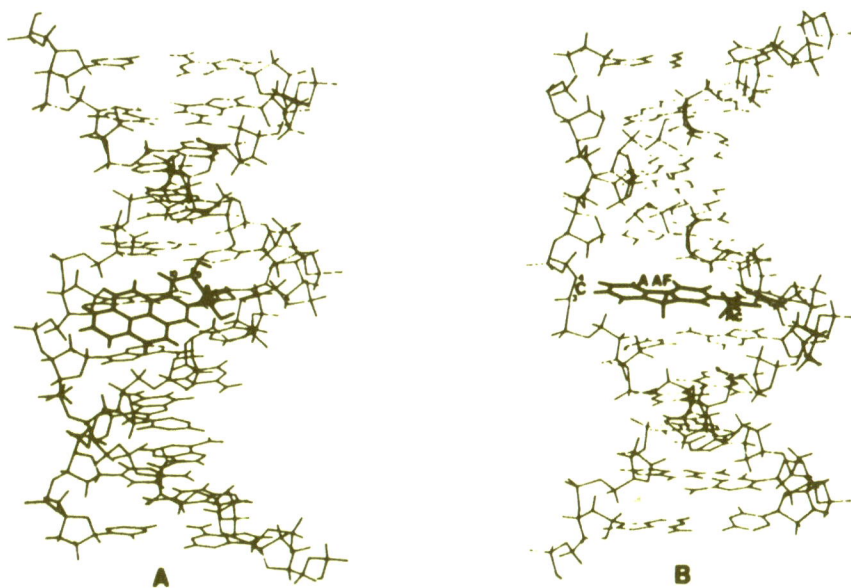

Abb. 3: Stereostruktur der DNA nach Computer-Graphik Displays. A Einbau des Benzypyrens in die DNA-Doppelhelix. B Einbau des Acetaminofluorens (AAF) covalent an die C_8-Position des Guanins mit der Acetylgruppe des AAF (ACc); eine Cytosinbase (C) rotiert aus der Doppelhelix heraus, um sich dem AAF anzupassen (aus WEINSTEIN, 1981).

Tabelle 2: Zelluläre Antworten auf DNA-Schäden (aus FRIEDBERG et al., 1981).

A. Repair of DNA damage
 1. Reversal of base damage
    a) Enzymatic photoreactivation of pyrimidine dimers
    b) Demethylation of O^6-methylguanine
    c) Purine insertion
 2. Removal of base damage
    a) Nucleotide excision
    b) Base excision
B. Tolerance of DNA damage
 1. Post-replicative recombination bypass
 2. Trans-dimer synthesis

Defekte zu reparieren oder zu tolerieren (z. B. SETLOW, 1983). Die prinzipiellen Möglichkeiten einer zellulären Antwort sind in Tab. 2 zusammengefaßt (FRIEDBERG et al., 1981). Die Reparatur erfolgt entweder über eine „Umkehr" des Schadens, oder über seine Entfernung. Erstere kann durch enzymatische Photo-Reaktivierung pyrimidiner Dimere erfolgen, durch Demethylierung von O^6-Methylguanin oder durch eine Purin-Insertion. Die Entfernung des Basenschadens ist ein Exzisionsvorgang entweder auf der Nucleotid- oder auf der Basen-Ebene. Wenn der Schaden toleriert wird, geschieht das über einen post-replikativen Rekombinations-Bypass, über eine Trans-Dimer-Synthese oder einen ähnlichen Prozeß. Nach

Abb. 4: Schematische Darstellung des DNA-Reparaturmechanismus. a) Polynucleotidstrang mit Defekt. b) Der Defekt ist attackiert durch eine AP-Endonuclease, die eine Hydrolyse des Phosphordiesters verursacht. c) Ein Oleonucleotid ist als Folge einer Exonuclease herausgeschnitten worden. d) Die Lücke wird durch eine DNA-Ligase geschlossen. (Aus FRIEDBERG et al., 1981)

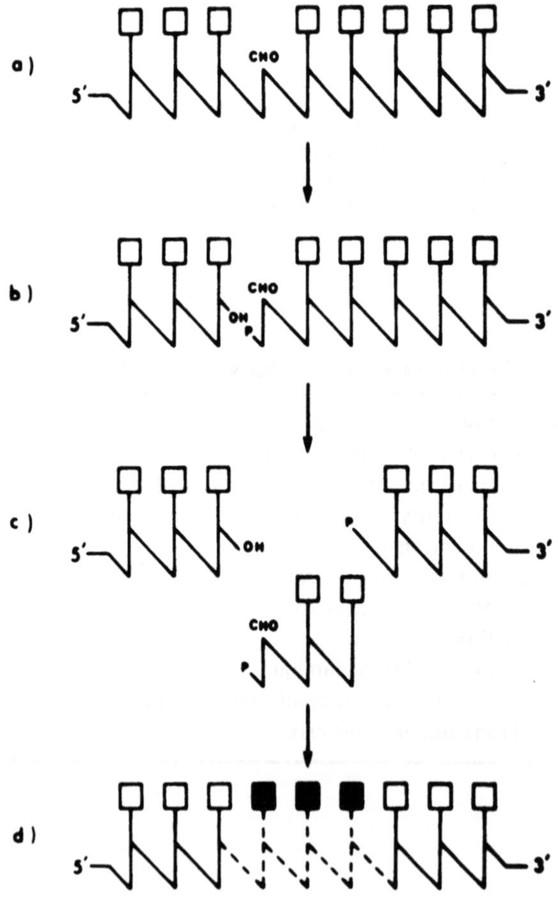

vielen Studien an *Escherichia coli* (FRIEDBERG et al., 1981) bedürfen sowohl die Reparatur als auch die Toleranz eines DNA-Schadens der Induktion spezifischer Gen-Funktionen. Abb. 4 zeigt die Exzision von Apurin- oder Apyrimidin-Loci als Teil eines Oligonucleotid-Fragments, wobei nur ein DNA-Strang gezeichnet ist. In dem 1. Schema (a) ist der Apurin- bzw. Apyrimidin-Locus dargestellt. In (b) wird der Locus attackiert durch eine Endonuclease, die nach Hydrolyse einen Phosphordiester am Apurin- bzw. Apyrimidin-Locus und andererseits ein OH-Ende erzeugt. Eine Exonuclease-Aktivität entfernt das Oligonucleotid (c), und die Lücke wird durch eine Ligase gefüllt (d). Dieser Vorgang kann in vitro bei verschiedenen Mutanten gestört sein. Bei einer menschlichen Erbkrankheit, dem *Xeroderma pigmentosum,* ist u.a. wahrscheinlich eine Endonuclease partiell defekt. Diese Menschen erkranken schon in der Kindheit an oft sehr entstellenden Hautkrebsen, besonders an den lichtexponierten Stellen wie Gesicht und Händen, wobei allerdings noch andere metabolische Störungen beteiligt sind.

Bei uns, die wir von diesem Gendefekt verschont sind, werden die DNA-Schäden fast immer repariert oder toleriert. Die Initiierung der Cancerogenese ist danach das Versagen dieser Reparatur- oder Toleranz-Phänomene (z.B. WINNACKER und SCHOENE, 1982). Aus vielen Studien müssen wir ableiten, daß dieses initiierende Versagen wesentlich häufiger erfolgt als wir bislang wußten.

Der durch carcinogene, initiierende Faktoren verursachte Gendefekt, dessen kausaler Faktor in Abb. 2 und Abb. 5 vereinfacht als ein Blitz-Zeichen angegeben wurde, wird durch eine gestörte Autoregulation, in diesem Falle durch Reparatur oder Toleranz, manifest.

Vorgeschaltet ist in Abb. 5 (GRUNDMANN, 1984) als „Carcinogenese-Prozeß" die Wirkung eines „Oncogens".

Hier muß ich auf die Bedeutung der cancerogenen Viren eingehen, wobei ich mich primär auf die RNA-Retroviren beschränken will, die im Versuchstier Sar-

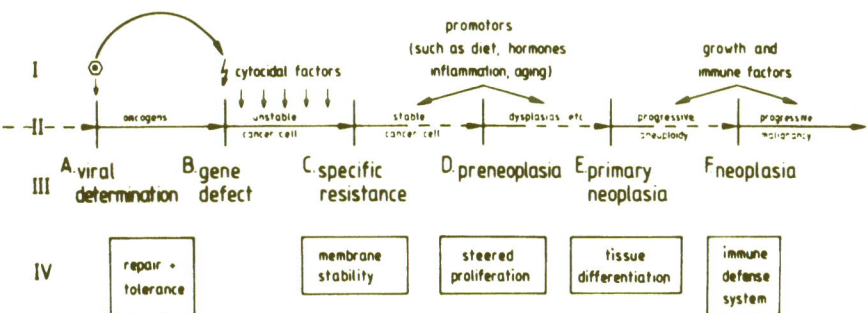

Abb. 5: Schema der Cancerogenese als stufenweise Gleichgewichtsstörung. I: Kausalfaktoren; II: Cancerogenese-Prozeß; III: Cancerogenese-Stufen; IV: Störung der Autoregulation.

Transformierende Sarkomviren:

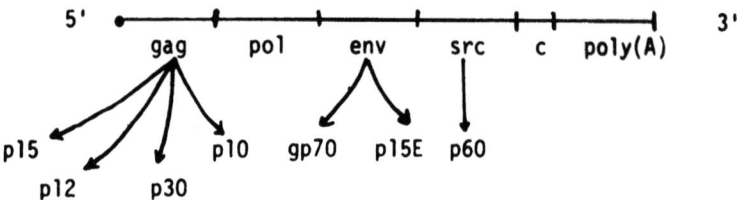

Nichttransformierende Leukose-oder Leukämieviren:

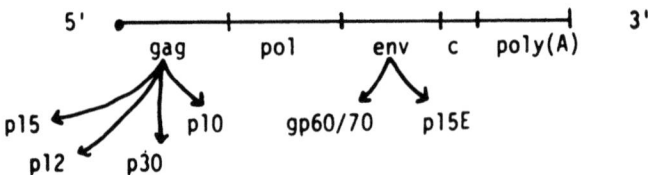

Abb. 6: Schema der Nucleotidsequenzen der RNA der Retroviren. Die Gen-Ordnung ist von links nach rechts: gag (gruppenspezifische Antigene) – pol (CNA-Polymerase) – env (Envelope- oder Hüllproteine) – src (Sarcoma-spezifisch) – c (konstante Region) – Polyadenylsäure. (Aus KIRSTEN, 1979)

kome, Leukämien oder auch Carcinome auslösen. Die Virus-RNA kann man in Untereinheiten aufspalten, die den funktionellen Genen des Virus entsprechen. Detaillierte Untersuchungen (z. B. KIRSTEN, 1979) haben ergeben, daß wir mindestens zwei Gruppen von Retroviren unterscheiden müssen: Eine Gruppe erzeugt im Tierexperiment Sarkome, die anderen Leukämien oder Lymphome. Dieser biologische Unterschied beruht auf einer Genom-Differenz der Virus-RNA (Abb. 6): Die transformierenden Sarkom-Viren enthalten einen src-Teil, der ein p60-Protein codiert, die „nicht transformierenden Leukose- oder Leukämie-Viren" enthalten den src-Teil nicht.

Solche Unterscheidungen haben deshalb Bedeutung erlangt, weil in den letzten fünfzehn Jahren RNA-haltige Viren beschrieben worden sind, die als endogene Retroviren bezeichnet werden (z. B. BISHOP, 1982). Endogen bedeutet, daß normale, uninfizierte Zellen DNA-Sequenzen enthalten, die in spezifischer Weise mit viraler DNA oder mit komplementärer DNA der exogenen Retroviren hybridisieren. Dabei ist interessant, daß man z. B. durch Bestrahlung die Synthese eines Retrovirus induzieren kann. Solche endogenen Retroviren sind in nahezu allen bisher untersuchten Tierstämmen gefunden worden. Man kann nicht sagen, wann sich diese endogene Virusinformation phylogenetisch entwickelt hat. Durch molekulare Hybridisierung wurde bewiesen, daß die endogenen Retroviren sich auch in

Zellen fremder Tierarten vermehren können, weswegen man sie auch xenotrophische Viren nennt. Durch molekulare Hybridisierung wurde weiterhin wahrscheinlich gemacht, daß endogene Virusinformationen auf Infektionen zurückgeführt werden können, die u. U. vor Millionen von Jahren während der Evolution der Säuger stattfanden (TODARO, 1975).

Damit ist die Oncogen-Theorie (vgl. TODARO und HUEBNER, 1972) auf eine neue Basis gestellt worden. Diese Theorie besagt, daß das Virogen eine oncogene Information enthält, die normalerweise durch ein Repressorsystem unterdrückt wird. Das Virogen enthält als Oncogen ein Segment des Genoms, welches notwendig ist für die maligne Zelltransformation (vgl. AARONSON et al., 1983; PONDER, 1984 u. a.).

Es ist das Verdienst der molekularen Genetik, in vielen Fällen festgestellt zu haben, daß die transformierende, krebsauslösende Aktivität auf spezifischen Fragmenten der menschlichen DNS lokalisiert ist, daß wir z. B. bei einer Blasencarcinom-Linie, deren Oncogen mit einem Mäusesarkomvirus homolog ist, exakt den Gendefekt kennen (WILLECKE und SCHÄFER, 1984). Wir wissen heute sicher, daß nicht ein, sondern mehrere Gene bei einer malignen Transformation beteiligt sind, daß auch hier ein schrittweiser Prozeß abläuft. Molekulargenetisch handelt es sich sowohl um Translokations- als auch um Amplifikations-Phänomene (SCHMIDT, 1984). Am bekanntesten geworden ist dies beim Burkitt-Lymphom, einem wohl Virus-induzierten Lymphknoten-Tumor. Ursache ist hier eine gekreuzte Translokation (Stückaustausch) zwischen zwei Chromosomen, meist den Chromosomen 8 und 14. Dabei wird das Oncogen von seinem Stammplatz in die unmittelbare Nachbarschaft eines hochaktiven Gens verlagert, wodurch die zugehörige Proteinsynthese nicht nur verändert, sondern auch erheblich gesteigert wird (Amplifikation). Es handelt sich um die Expression des *myc*-Oncogens, das wie andere Oncogene als Glied in der Signalübertragungskette von Wachstumsfaktoren wirken und damit Induktor des malignen Wachstums sein kann.

Im Experiment – wahrscheinlich auch beim Menschen – sind aber auch DNA-Viren als potentiell cancerogen zu bezeichnen. Ich erwähne nur das Epstein-Barr-Virus, welches beim Burkitt-Lymphom gefunden wird. Auch gibt es Hinweise dafür, daß das Cervix-Carcinom der Gebärmutter durch ein DNA-Virus der Papillomavirus-Gruppe zumindest mitverursacht wird. Möglicherweise wirken auf das Virus-Genom exogene Faktoren auslösend. UV-Bestrahlung kann die DNA-Replikation von SV 40-Virus beeinträchtigen und Repair-Defekte auslösen (MEZZINA et al., 1981). Welche Bedeutung solche Defekte haben, ist noch unklar. Sicher ist, daß Teile von DNS-Viren in das Wirts-Genom von Säugerzellen eingebaut und dann noch lange nachweisbar sein können. In vielen Fällen sind genau die Loci bekannt, in denen z. B. Adenoviren in Hamsterzell-DNA eingebaut werden.

Diese aktivierten Virusgene können z. B. in der frühen Infektionsphase die Messenger-RNA spalten, und zwar an verschiedenen Stellen. DNA-Viren können durch Interferenz mit Adenovirus-RNA umgesteuert werden. Jedenfalls ist damit eine weitere Möglichkeit gegeben, die biologischen Autoregulationen aus dem Gleichgewicht zu heben.

Kurz noch ein Wort zur Wirkung ionisierender Strahlen: Die klarsten, wenn auch bedrückendsten Ergebnisse der menschlichen Pathologie lieferten die Studien an den Überlebenden der Atombombenexplosionen von Hiroshima und Nagasaki. In exakter Abhängigkeit von der Intensität der Bestrahlung, d. h. vom Abstand vom Hypocenter, traten nach fünf bis fünfundzwanzig Jahren Leukämien, Schilddrüsencarcinome, Mammacarcinome, aber auch vermehrt Lungencarcinome auf. Hier war eine einmalige initiierende Wirkung auslösend für die Krebsentstehung gewesen; dann vergingen aber noch viele Jahre, seither nahezu vierzig, und immer wirken diese Strahlen noch nach – wenn auch mit langer Latenzphase. Z. Zt. laufen epidemiologische Studien über die Bedeutung promovierender Cofaktoren bei diesen Populationen.

Die alte Kenntnis, daß alle cancerogenen Einwirkungen, seien es nun Chemikalien, Strahlen oder Viren, entweder das Genom transformieren oder die Zellen abtöten, beschreibt eine weitere Gleichgewichts-Veränderung: Nach vielen Untersuchungen sind die transformierten Zellen resistent gegen die cytociden Wirkungen des gleichen Virus oder des gleichen Chemikals; die neuentstandene, genetisch determinierte potentielle Krebszelle „entkommt" damit der toxischen Carcinogeneinwirkung, sie überlebt und kann proliferieren. Ob es sich hierbei um quantitative oder qualitative Phänomene handelt, ist noch offen.

Das ist die Störung „C" der biologischen Autoregulation als Schritt der Cancerogenese (vgl. Abb. 5). Wir besitzen hierüber bislang wenig absolut gesicherte Daten.

3. Promotion

Nach dieser Stufe ist die Zelle proliferationsfähig und kann in die Progression eintreten. Hierbei wirken die Promotoren fördernd, andere Substanzen, wie etwa die Retinoide, hemmend.

Die Promotoren werden auch als *Cocarcinogene* bezeichnet, typisch die Phorbolester. Ihre praktische Bedeutung ist mindestens so groß wie die der initiierenden Agentien. Zu ihnen gehören viele Umweltfaktoren, auch der Alkohol und diätetische Faktoren, insbesondere das Fett. Aus vielen epidemiologischen Studien (z. B. WYNDER et al., 1978) wissen wir, daß z. B. das Mammacarcinom der Frau in den Ländern häufig ist, in denen der tägliche Fettverbrauch sehr hoch ist. Solche

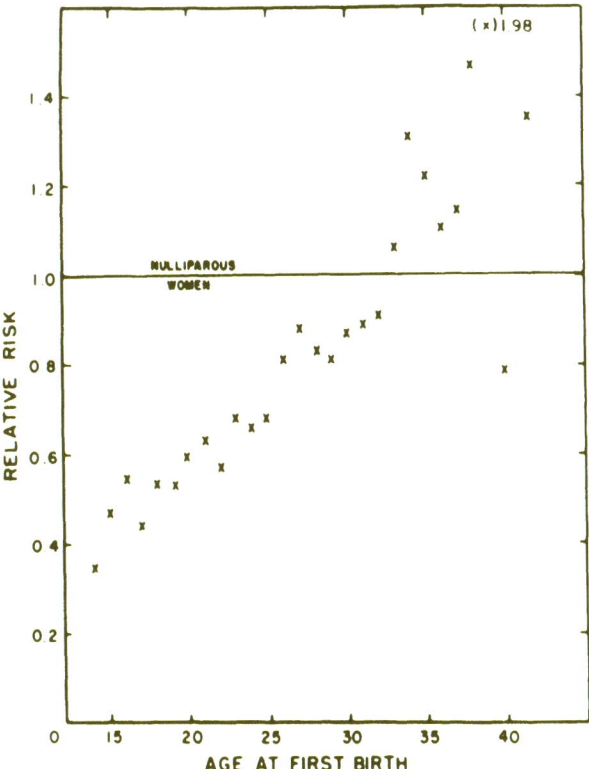

Abb. 7: Relatives Risiko für Mammacarcinom bei Frauen in Abhängigkeit vom Alter bei der ersten Geburt (aus MacMahon und Cole, 1972).

Korrelationen können zweifellos zufälliger Natur sein. Allerdings läßt sich im Tierexperiment das Gleiche finden: NMU-Fütterung von 50 mg/kg Körpergewicht führt bei Ratten zu einer signifikant höheren Tumorrate, wenn eine fettreiche Diät verabreicht wird. Als Ursache wird nicht eine direkte Einwirkung des Fettes angesehen, sondern die Steigerung des Prolactin-Spiegels im Blut unter fettreicher Nahrung bei Mensch und Tier (WYNDER et al., 1978).

Damit ist die fettreiche Nahrung zumindest bei Bezug auf das Mammacarcinom letztlich ein Hormon-Stimulans. Andere hormonelle Faktoren gelten ebenfalls als Risikofaktoren des Mammacarcinoms. Zu nennen sind die frühe Menarche und späte Menopause, die Zahl der Schwangerschaften (je weniger Schwangerschaften, desto höher das Risiko), besonders aber auch der Zeitpunkt der ersten Schwangerschaft (Abb.7): Je früher eine Frau ihre erste Schwangerschaft erlebt, desto geringer ist das statistische Risiko, an einem Brustkrebs zu erkranken (Mac Mahon und Cole, 1972). Solche Risikofaktoren lassen sich streng genommen bei jeder Frau errechnen und sollten Leitlinien für die ärztliche Vorsorgeuntersuchung sein.

Ein weiterer menschlicher Tumor, der gleich dem Mammacarcinom in allen Industrieländern stark zunimmt, ist der Dickdarmkrebs. Auch dabei besteht eine auffallende Korrelation zwischen der täglichen Fettaufnahme und der Inzidenz (WYNDER und REDDY, 1978). Hier weist die kausale Forschung in eine andere Richtung: Fettreiche Nahrung steigert die Produktion von Gallensäuren, und diese scheinen eine mittelbare cocarcinogene Wirkung auf die Dickdarmschleimhaut ausüben zu können. Bei der Ratte läßt sich die durch Dimethylhydrazin (DMH) induzierte Carcinogenese schon bei sehr unterschwelligen Dosen dadurch steigern, daß man Operationen wie etwa eine interjejunale Colon-Interposition vornimmt (SCHWERING et al., 1983). Dann entstehen unmittelbar an der Stelle, an der gallereicher Stuhl auf die Dickdarmschleimhaut stößt, bevorzugt Adenome und Carcinome. Eine Nahrung mit viel Ballaststoffen gilt als Coloncarcinom-protektiv. Nach vielen Untersuchungen ist der Darminhalt von Patienten mit Dickdarmcarcinom oder -adenom besonders reich an sekundären Gallensäuren. Also spielt die Bakterienflora hier eine wesentliche Rolle (vgl. GRUNDMANN, 1985).

Die cocarcinogene Wirkung des Alkohols ist am Beispiel des Speiseröhrencarcinoms belegt.

Ein allgemeiner Faktor ist die proliferative Aktivität. Bei der Ratte kann man diese bekanntlich experimentell durch Teilhepatektomie enorm steigern. So führt denn auch nach den Befunden von RABES (1979) bereits eine einmalige Injektion von 4 mg/kg Dimethylnitrosamin dann zu hepatozellulären Carcinomen, wenn die Injektion während der S-Phase des Mitosezyklus erfolgt. RABES (1979) formulierte: „Das Rennen zwischen DNS-Reparatur und DNS-Replikation ist das zentrale Problem der chemischen Carcinogenese". Für unsere hier anzustellenden Betrachtungen ist wichtig, daß die Induktion zur Zellteilung abhängig ist von der Proliferationsbereitschaft, und diese wird von mehreren Faktoren bestimmt, auch von Hormonen, von der Art der Nahrung und vom Lebensalter. Das Lebensalter per se ist ein cocarcinogener Faktor!

In Abb. 5 sind als Promotoren auch die Hormone aufgeführt. Wir wissen, daß z. B. das Endometriumcarcinom der Frau durch Östrogengaben begünstigt werden kann. Hier wirken Hormone als Promotoren. Inzwischen sind ausgedehnte Studien über die Bedeutung der Hormone für die Carcinogenese vorgelegt worden (z.B. GURPIDE et al., 1984). Das Diäthylöstrol, während der Schwangerschaft verabreicht, führt bei den Nachkommen dieser Frauen im Alter von zwanzig Jahren in hoher Rate zu einem sonst ungewöhnlichen Adenocarcinom der Cervix uteri.

Wie in Abb. 5 dargestellt, ist das Ergebnis aber in der Regel noch nicht eine maligne Neoplasie, sondern erst eine präneoplastische Läsion. Dies sind die „Präkanzerosen im engeren Sinne". Darunter verstehen wir histologisch und zytologisch faßbare Veränderungen in Haut und Schleimhäuten, aber auch in allen anderen Organen, die dem bösartigen Wachstum mehr oder weniger obligat voraus-

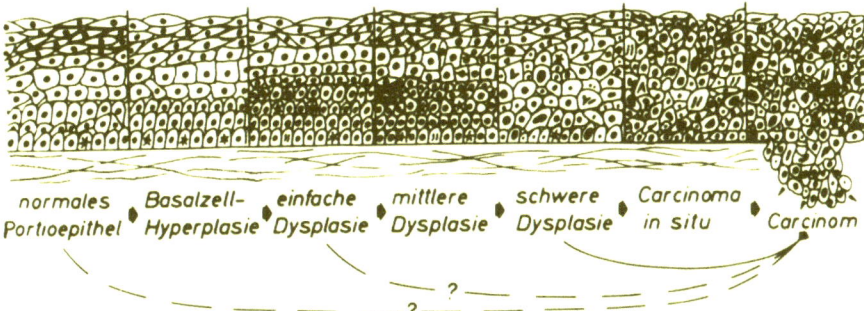

Abb. 8: Schrittweise Entstehung eines Plattenepithelcarcinoms aus normalem Plattenepithel (A), einer mittelschweren Dysplasie (B) und einem Carcinoma in situ (C).

gehen (GRUNDMANN, 1976). Sie haben erhebliche sozialmedizinische Bedeutung, da ihre Erkennung oder gar Entfernung die Entstehung des bösartigen Tumors verhindern oder zumindest hinauszögern kann. In den meisten Geweben hat sich dafür der Ausdruck „Dysplasie" durchgesetzt, und wir definieren die präneoplastische Dysplasie also als Gewebsveränderung, die schrittweise dem malignen Wachstum vorausgeht.

In allen Plattenepithel-Schleimhäuten und auch in der Epidermis unterscheiden wir eine leichte, mittlere und schwere Dysplasie, die histologisch verschiedenen Intensitätsgraden der atypischen Zellpopulationen in den verschiedenen Epithelschichten entspricht (Abb. 8). Am besten untersucht wurde dies in der Cervix uteri. Den höchsten Dysplasiegrad bezeichnen wir als Carcinoma in situ (Abb. 8), also als eine Ansammlung von Carcinomzellen, welche noch nicht in die Tiefe invadiert. Dieser Ausdruck ist schlecht, da das Carcinom definitionsgemäß ein infiltrierender Tumor ist. Er hat sich aber aus praktischen Gründen durchgesetzt. – Die letzte Phase ist dann die Invasion des Tumors, und damit der Einbruch in Blut- und Lymphgefäße mit allen Folgen. Die leichte und mittlere Dysplasie sind reversibel, die schwere und das Carcinoma in situ wahrscheinlich nur in Einzelfällen. – Analoge Veränderungen kennen wir auch in den Schleimhäuten, die von Drüsenepithel ausgekleidet sind, wobei die biologische Bedeutung allerdings sehr unterschiedlich ist und hier nicht weiter erörtert werden soll. Ergänzt sei nur, daß wir spezielle Krankheiten kennen, die „Präneoplasien im weiteren Sinne", die zur Entstehung eines bösartigen Tumors disponieren. Als Beispiel nenne ich die Adenomatosis coli, in welcher der Dickdarm Tausende von noch gutartigen Adenomen aufweist, von denen aber mit Sicherheit einige nach zwanzig bis dreißig Jahren in einen bösartigen Tumor übergehen. Diese Erkrankung ist dominant erblich. Auf das Xeroderma pigmentosum, ebenfalls eine dominant erbliche Präcancerose, habe ich schon hingewiesen.

DYSPLASIA :

REGRESSION	10.8 - 53.8 %
PERSISTENCE	15.4 - 58.2 %
PROGRESSION TO CIS	1.12 - 50.0 %
PROGRESSION TO CA	0.4 - 14.1 %

Tabelle 3: Prospektive Bedeutung der Cervix-Dysplasie (nach NIEBURGS, 1971).

Die Präneoplasien im engeren Sinne (vgl. Abb. 8) sind prinzipiell reversibel. Aus Untersuchungen von NIEBURGS (1971) wissen wir, daß nur maximal 14% der Dysplasien in ein Carcinom übergehen (Tab. 3). Das ändert aber nichts an den praktischen Konsequenzen: Alle Dysplasien müssen behandelt, d.h. möglichst entfernt werden.

Die Präneoplasien sind in vielen Organen auch proliferationskinetisch genauer analysiert worden. Als Beispiel sei auf Studien am Tracheobronchialbaum verwiesen (MÜLLER, 1979). Die dort normalerweise vorhandene Zylinderepithelschicht wird unter dem Einfluß eines chronischen Reizes – z.B. der Bestandteile des Zigarettenrauches – in Plattenepithel umgewandelt. Dieses metaplastische Plattenepithel erleidet dann die gleichen Veränderungen wie das Plattenepithel etwa der Cervix uteri mit Ausbildung von Dysplasien der verschiedenen Grade bis zum Carcinoma in situ. Bei in vitro-Inkubation mit ^{3}H-Thymidin sieht man im metaplastischen Trachealepithel die gleiche Markierungsrate wie im Ösophagusepithel. Sie verdoppelt sich etwa im Carcinoma in situ (NETTESHEIM et al., 1982).

In der menschlichen Dickdarmschleimhaut verschiebt sich das Proliferationsmaximum von dem unteren Drittel der Krypten in die oberen Anteile (EDER, 1979), und zugleich verändert sich das Zytoskelett charakteristisch (v. BASSEWITZ et al., 1982).

Alle diese Veränderungen spielen sich in den Stufen „D" und „E" der Autoregulationsstörungen ab: Als Ausdruck des Versagens somatischer Autoregulation entstehen Adenome und Papillome als gutartige Tumoren, in der Stufe „E" bilden sich daraus die ersten Carcinomherde (vgl. Abb. 5). Das Umschlagen des noch gutartigen Wachstums in das bösartige ist sicher Ausdruck einer Summationswirkung mehrerer cocarcinogener Faktoren auf den carcinogen initiierten Zellclon. Neuere Beobachtungen sprechen dafür, daß auch bei diesen Schritten der Carcinogenese Oncogene beteiligt sind

Als besonders günstiges Untersuchungsmodell für die Stufe „E" der Abb. 5 bietet sich die Carcinogenese in der Rattenleber an, da sie z.B. unter Nitrosaminen in strenger Zeit-Dosis-Relation erfolgt und in ihren Ergebnissen meßbar ist (RAJEWSKY, 1979). Carcinomherde treten hier – wie vielfach auch beim Menschen – multifokal auf. Immunhistochemisch sind diese Nester durch einen Verlust leberspezifischen Antigens charakterisiert. Sie sind im Gegensatz zu den umgebenden toxischen Leberzellschäden nahezu frei von histochemisch nachweisbarem Glykogen (GRUNDMANN und SIEBURG, 1962; BANNASCH, 1979), und haben nach Ausweis der Thymidin-Autoradiographie eine hohe Proliferationsrate. Histologisch handelt es sich anfangs um auffallend kleine, basophile Zellen mit im Vergleich zu nicht-carcinomatösen Zellen kleinen Kernen, hoher Einbaurate von Tritiummarkiertem Uridin (bevorzugt in die großen Nukleolen), und einem hohen RNA-Gehalt im Cytoplasma. Gelingt es, diese Carcinomkeime sehr früh zu erfassen, bestehen sie ausschließlich aus diploiden Kernen (HOBIK und GRUNDMANN, 1962), während die voll ausgebildeten Carcinome ein breites, polyploides DNA-Spektrum aufweisen. Die gleichen Herde sind frei von Glucose-6-Phosphatase-Aktivität (FRIEDRICH-FREKSA und GÖSSNER, 1969), und haben keine Adenosin-Triphosphatase-Aktivität (RABES et al., 1972).

Diese Beobachtungen werfen das Stammzellenkonzept der Carcinogenese auf. Danach besitzt jede maligne Geschwulst einen mehr oder weniger charakteristischen Karyotyp, also eine prädominante Aneuploidie. Diese kann sich in der Chromosomenzahl ausdrücken, kann aber auch nur Deletionen und Translokationen einzelner Chromosomen betreffen. Das wichtigste Beispiel ist das Philadelphia 1-Chromosom der chronischen myeloischen Leukämie, eine clonale Translokationsanomalie mit einem Bruchpunkt bei q11–12 des Chromosoms 22 und einer Verlagerung eines etwas größeren Segments des Chromosoms 22 an den langen Arm des Chromosoms 9 (ROWLEY, 1973). Akute myelogene Leukosen und manche soliden Tumoren, wie etwa Meningeome und Melanome, haben andere Chromosomenanomalien (MITELMAN und LEWAN, 1981), wie z.B. die akute promyelozytäre Leukämie, die besonders häufig eine 15;17–Translokation aufweist (GEORGII, 1982). Obwohl diese morphologisch faßbaren Anomalien vergleichsweise grober Natur sind, haben sie doch praktisch-klinische Bedeutung: z.B. Fälle von akuter Promyelozytenleukämie mit der 15;17–Translokation haben eine schlechtere Prognose als die mit normalem Karyotyp.

Daß diese Chromosomen-Anomalien eine genetische Gleichgewichtsstörung nach sich ziehen, wurde oben am Beispiel des *myc*-Oncogens beschrieben. Wir kennen eine ganze Reihe von erblichen Immundefizienz-Syndromen, die sowohl mit einer endogenen Krebsdisposition als auch mit einer chromosomalen Instabilität einhergehen (GROPP, 1982). Chromatid- und Isochromatidbrüche führen etwa beim Ataxie-Teleangiektasie-Syndrom zu abnormen Translokationsfiguren, und diese Kinder erkranken gehäuft an Lymphomen und anderen hämatopoetischen Neoplasien (GROPP und FLATZ, 1967). Eine häufigere, mit einer Aneuploidie einhergehende Erkrankung ist das Down-Syndrom, die Trisomie 21, und diese Kinder haben ebenfalls eine erhöhte Leukämierate (ROWLEY, 1981). Die Chromosomen 14, 21 und 22 scheinen eine Art Leukämie-prädisponierende Funktion zu haben.

Wir unterscheiden heute prinzipiell primäre, d. h. krankheitsspezifische, und sekundäre Chromosomenanomalien. Vieles spricht dafür – z. B. bei der chronischen myeloischen Leukämie – daß diese primären Chromosomenanomalien bereits in der Phase B der Abb. 5, also während der Initiierung, entstehen, sich dann stabilisieren, und möglicherweise über eine Oncogen-Amplifikation realisiert werden. Andererseits entstehen Chromosomenanomalien vom Sekundärtyp z. B. auch unter der Therapie und bedingen u. U. eine individuelle Therapie-Resistenz (SCHMIDT, 1984). Die heute bekannte Zahl von Oncogenen (vgl. PONDER, 1984) steht offensichtlich in unmittelbarer Beziehung zu den Chromosomenanomalien: An den Oncogenen entstehen besonders leicht und häufig Bruchstellen, die über chromosomale Änderungen zur neoplastischen Transformation führen können (z. B. ROWLEY und GUTMAN, 1983).

4. Expression

Mit der Entstehung der primären Neoplasie (vgl. Abb. 5) ist der Cancerogeneseprozeß aber noch nicht abgeschlossen. Müssen wir doch damit rechnen, daß ältere Menschen Carcinomkeime in unbekannter Zahl mit sich tragen, ohne je daran zu erkranken. Es sind dies die „latenten" Carcinome, die besonders in der Prostata bekannt geworden sind: Männer am Beginn des sechsten Lebensjahrzehnts haben nach Untersuchungen von BRESLOW et al. (1977) zu 18%, Männer am Beginn des siebten Lebensjahrzehnts zu 41%, und im achten Lebensjahrzehnt über 50% solche latenten Carcinome.

Welche Faktoren die „dormant tumors" aufwecken, wissen wir noch nicht (z. B. WHEELOCK et al., 1980). Vorerst müssen wir feststellen, daß nächstliegend wiederum eine Gleichgewichtsstörung zwischen positiven und negativen Wachstumsfaktoren vorliegt. Sicher spielen hier Gleichgewichtsstörungen auf der Ebene der Tumorimmunologie hinein (vgl. Abb. 5). Ich kann dieses Gebiet aus Zeitgründen hier nur erwähnen, obwohl es wesentliche Faktoren der terminalen Störung der biologischen Autoregulation bei der Cancerogenese enthält. Tumorwachstum bedeutet wiederum eine Gleichgewichtsstörung zugunsten des Tumors und zu ungunsten des Organismus. Diese Stufe „F" der Abb. 5 ist erst die Neoplasie, der bösartig wachsende Tumor.

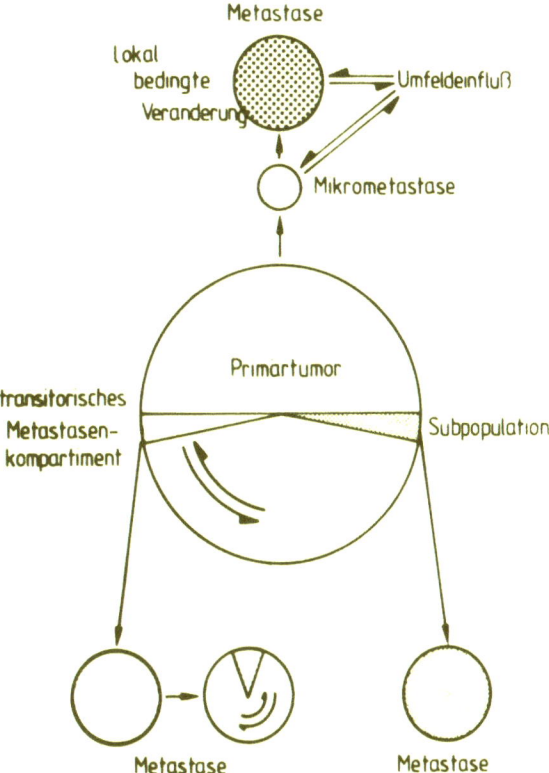

Abb. 9: Metastasierungsschema (nach WEISS, 1980): Metastasen können entstehen aus einem Durchgangs-Kompartiment des Primärtumors, aus einer spezifischen Metastasen-Subpopulation oder aus Mikrometastasen.

Wie einleitend betont, ist die Cancerogenese nicht ohne summierende Vereinfachung darzustellen. „Krebs" ist ein Sammelbegriff. Die Virusleukämie der Maus erscheint vordergründig nur als Folge der Stufen „A" bis „C" der Abb. 5. Man muß spezielle Methoden anwenden, um die Stufe der Präneoplasie zu finden, und die Phase der Primärneoplasie wird extrem rasch durchlaufen. Die Stufenfolge der Abb. 5 ist in diesem Fall eng gedrängt, Promotoren sind nicht sicher bekannt. Bei manchen sogen. dysontogenetischen Geschwülsten erscheinen gar nur die Stufen „A" und „B" wirksam. Wir stehen hier noch vor vielen offenen Fragen.

Aber selbst nach Ausbildung einer Krebskrankheit ändert sich noch der Tumor: Wir unterscheiden verschiedene Malignitätsgrade, die sich an der histologischen Differenzierung ableiten lassen: Es besteht eine umgekehrte Korrelation zwischen Differenzierungsgrad und Malignitätsgrad. Darauf beruht das „grading", welches für die klinische Beurteilung an histologischen Schnitten entscheidend ist. Darauf beruht aber auch die Metastasierung, ebenfalls Folge der terminalen Störung biologischer Autoregulationen bei der Carcinogenese. Wir wissen heute, daß nahezu alle Kranken mit einem manifesten Carcinom täglich Millionen von Tumorzellen in das periphere Blut abgeben; die Zahl der entstehenden Tochtergeschwülste ist aber – von Extremfällen abgesehen – vergleichsweise klein (GRUNDMANN, 1981).

Nach dem Schema der Abb. 9 enthalten die Primärtumoren mehrere Subpopulationen, die zur Metastasierung führen, darunter auch ein transitorisches Metastasenkompartiment, und auch die Metastasen können ihrerseits verschiedene Subpopulationen aufweisen, die immunologisch, nach dem Karyotyp und vor allem auch nach dem klinischen Verhalten unterschiedlich sein können. WEISS (1980) hat in diesem Schema auch die Mikrometastasen aufgeführt, die u. U. Jahre oder Jahrzehnte lang als „dormant cells" symptomlos bleiben können und dann durch lokal bedingte Änderung zu klinisch manifesten Metastasen heranreifen. Solche Fälle sind in der Klinik und Pathologie in ausreichender Zahl bekannt.

5. Rückblick

Die Entstehung bösartiger Tumoren ist das Ergebnis eines Mehrschritt-Phänomens (FARBER, 1984). Initiierende Einwirkungen – Chemikalien, Strahlen oder Viren (Oncogene!) – sind unabdingbar. Sie können nach langer Latenzphase zum bösartigen Tumor führen. Wir wissen, daß diese Phase beim Menschen in der Größenordnung von zwanzig bis vierzig Jahren liegt. Die Promotoren verkürzen diese Latenzphase. Fragen wir nach den Möglichkeiten, diese Faktoren zu beeinflussen und damit die Krebsinzidenz zu reduzieren, so haben die Ausführungen gezeigt, daß die Reduktion der initiierenden Faktoren, also etwa der carcinogenen Chemikalien, ein entscheidender Schritt ist. Mindestens ebenso wichtig ist aber die Beeinflussung der Promotoren. Die in Tab. 1 dargestellten kausalen Faktoren summieren die Wirkung der initiierenden und promovierenden Agentien. Es ist deutlich geworden, daß nicht in jedem Falle die Zuordnung eines carcinogenen oder cocarcinogenen Faktors gesichert ist. Wir haben aber heute klare Vorstellungen, wo wir bei der Krebs-Prävention aktiv werden müssen, wenn wir den Krebs als Geißel der Menschheit besiegen wollen.

Literatur

AARONSEN, S. A., REDDY, E. P., ROBBINS, K., DEVARE, S. G., SWAN, D. C., PIERCE, J. H., TRONICK, S. R. (1983): Retroviruses, onc genes, and human cancer. In: C. C. HARRIS, H. N. AUTRUP (Eds.) Human Carcinogenesis. Academic Press, New York–London. 609–630.

BANNASCH, P. (1979): Präneoplastische Stadien der chemischen Carcinogenese: Zelluläre Vorgänge. Verh Dtsch Ges Path 63: 40–61

v. BASSEWITZ, D. B., VOSS, B., RAUTERBERG, J., GRUNDMANN, E., GERLACH, U. (1981): Immunocytochemistry of collagen types and fibronectin in normal colon mucosa and in colon carcinoma. In: Colon Carcinogenesis, ed. R. A. MALT, R. C. N. WILLIAMSON, MTI Press, Lancaster

BERENBLUM, I. (1975): Sequential aspcts of chemical carcinogenesis: Skin. In: F. F. BECKER (ed.): Cancer: A Comprehensive Treatise, Vol. 1, pp. 323–344. Plenum Press, New York

BERTRAM, J. S., BERTRAM, B., JANIK, P. (1982): Inhibition of neoplastic cell growth by quiescent cells is mediated by serum concentration and cAMP phosphodiesterase inhibitors. J Cell Biochem 18: 515–538

BISHOP, J. M. (1982): Retroviruses and cancer genes. Adv Cancer Res 37:1–32

BRESLOW, N., CHAN, C. W., DHOM, G., DRURY, R. A. B, FRANKS, L. M., GELLEI, B., LEE, Y. S., LUNDBERG, S., SPARKE, B., STERNBY, N. H., TULINIUS, H. (1977): Latent carcinoma of he prostate at autopsy in seven areas. Int J Cancer 20: 680–688.

EDER, M. (1979): Krebsvorstadien am Darm. Verh Dtsch Ges Path 63: 96–104

FARBER, E. (1982): Chemicals, evolution, and cancer development. Am J Pathol 108: 270–275

FARBER, E. (1984): The multistep nature of cancer development. Cancer Res 44: 4217–4223

FRIEDRICH-FREKSA, H., GÖSSNER, W., BÖRNER, P. (1969): Histochemische Untersuchungen der Cancerogenese in der Rattenleber nach Dauergaben von Diäthylnitrosamin. Z Krebsforsch 72: 226–239

FRIEDBERG, E. C., BONURA, T., LOVE, J. D., MCMILLAN, S., RADANY, E. H., SCHULTZ, R. A. (1981): The repair of DNA damage: Recent developments and new insights. J Supramolec Struct Cell Biochem 16: 91–103

GEORGII, A. (1982): Chromosomale Veränderungen bei Leukaemien und Lymphomen. Verh Dtsch Ges Path 66: 97–113

GREIM, H., JUNG, R., KRAMER, M., MARQUARDT, H., OESCH, F. (eds.) (1984): Biochemical Basis of Chemical Carcinogenesis. 13th Workshop Conference Hoechst, Grainau 1982. Raven Press, New York

GROPP, A. (1982): Chromosomengenetik und Krebs. Verh Dtsch Ges Path 66: 82–97

GROPP, A., FLATZ, G. (1967): Chromosome breakage and blastic transformation of lymphocytes in ataxia-teleangiectasia. Human Genet 5: 77–79

GRUNDMANN, E., SIEBURG, H. (1962): Die Histogenese und Cytogenese des Lebercarcinoms der Ratte durch Diäthylnitrosamin im lichtmikroskopischen Bild. Beitr Path Anat 126: 57–90

GRUNDMANN, E. (1976): Precancer histology – trends and prospects. Z Krebsforsch 85: 1–11

GRUNDMANN, E. (1981): Rules in metastatic tumor spread. Proc. 6th Meeting of Europ. Assoc. Cancer Res., Budapest 1981, pp. 71–76

GRUNDMANN, E. (1984): Der Krebspatient und seine Betreuung. Verh Dtsch Krebsges 5: 97–102. Gustav Fischer Verlag, Stuttgart–New York

GRUNDMANN, E. (1985): What's new in colon carcinogenesis? Path Res Pract 179: 429–432

CURPIDE, E., CALANDRA, R., LEVY, C., SOTO, R. J. (Eds) (1984): Hormones and Cancer. (Progr. in Clinical and Biological Research Vol 142) Alan R. Liss, New York

Hobik, H. P., Grundmann, E. (1962): Quantitative Veränderungen der DNS und der RNS in der Rattenleberzelle während der Carcinogenese durch Diäthylnitrosamin. Beitr. Path. Anat. 127: 25–48

Kirsten, W. H. (1979): Präneoplastische Veränderungen durch oncogene Viren. Verh Dtsch Ges Path 63: 1–11

MacMahon, B., Cole, P. (1972): The ovarian etiology of human breast cancer. In: E. Grundmann, H. Tulinius (eds): Current Problems in the Epidemiology of Cancer and Lymphomas. Rec. Res. Cancer Res. 39: 185–192

Mezzina, M., Gentil, A., Sarasin, A. (1981): Simian Virus 40 as a probe for studying inducible repair functions in mammalian cells. J Supramolec Struct Cellular Biochem 17: 121–131

Mitelman, F., Lewan, G. (1981): Clustering of operations to specific chromosomes in human neoplasms. IV. A survey of 1871 cases. Hereditas 95: 79–139

Müller, K. M. (1979): Krebsvorstadien der Bronchialschleimhaut. Verh Dtsch Ges Path 63: 112–131

Nettesheim, P., Terzaghi, M., Klein Szanto, A. J. P. (1982): Development and progression of neoplastic disease: Morphologic and cell culture studies with airway epithelium. In: C. C. Harris, P. A. Cerutti. (eds) Mechanisms of Chemical Carcinogenesis, pp 473–489. Alan R. Liss, New York

Nieburgs, H. E. (1971): Tissue and cell pathology of the uterine cervix dysplasias and carcinoma in situ. Acta Cytol 15: 513–532

Pitot, H. C., Goldsworthy, T., Moran, S. (1981): The natural history of carcinogenesis: Implications of experimental carcinogenesis in the genesis of human cancer. J Supramolec Struct Cell Biochem 17: 133–146

Ponder, B. A. J. (1984): Clinical implications of current studies in carcinogenesis. J Cancer Res Clin Oncol 108: 264–273

Rabes, H. M. (1979): Proliferative Vorgänge während der Frühstadien der malignen Transformation. Verh Dtsch Ges Path 63: 18–39

Rabes, H. M., Scholze, P., Jantsch, B. (1972): Growth kinetics of diethylnitrosamineinduced, enzymedeficient „preneoplastic" liver cell populations in vivo and in vitro. Cancer Res 32: 2577–2586

Rabes, H. M., Kerler, R., Wilhelm, R., Rohde, G., Riess, H. (1979): Alkylation of DNA and RNA by ^{14}C-Dimethyl-Nitrosamine in hydroxyurea-synchronized regenerating rat liver. Cancer Res 39: 4228–4236

Rajewsky, M. F. (1979): Präneoplastische Stadien der chemischen Cancerogenese: Molekulare Vorgänge Verh Dtsch Ges Path 63: 12–17

Rich, M. A., Furmanski, P. (1982): Biological Carcinogenesis. Marcel Dekker, New York–Basel

Roe, D. A. (ed) (1983): Diet, Nutrition, and Cancer: From Basic Research to Policy Implications. (Proc. Workshop Ithaca/N. Y., 1982) Alan R. Liss, Inc. New York

Rowley, J. D. (1973): A new consistent chromosomal abnormality in chronic myelogenous leukemia identified by quinacrine fluorescence and Giemsa staining. Nature 245: 290–293

Rowley, J. D. (1981): Down syndrome and acute leukaemia: Increased risk may be due to Trisomy 21. Lancet II, 1020–1022 (1981)

Rowley, J. D., Ultman, J. E. (eds) (1983): Chromosomes and Cancer. From Molecules to Man. Academic Press. Paris–San Diego–San Francisco

Schmidt, C. G. (1984): Aspekte der Onkologie. Otto-Warburg-Gedächtnisvorlesung. Verh Dtsch Krebsges 5: 4–25. Gustav Fischer Verlag, Stuttgart–New York

Schwering, H., Tentrup, R., Hobik, H. P., Grundmann, E. (1983): Galle/Pankreas-Sekret und colorectales Carcinom im Tierexperiment. Langenbecks Arch Chir 359: 37–52

Setlow, R. B. (1983): Variations in DNA repair among humans. In: C. C. Harris, H. N. Autrup (eds) Human Carcinogenesis. pp. 231–254 Academic Press, New York–London

Sherbet, G. V. (1982): The Biology of Tumour Malignancy. Academic Press, New York

Todaro, G. J. (1975): Evolution and modes of transmission of RNA tumor viruses. Am J Pathol 81: 590–605

Todaro, G. J., Huebner, R. J. (1972): The viral oncogen hypothesis: New evidence, Proc Nat Acad Sci USA 69: 1009–1015

Weinstein, I. B. (1981): Current concepts and controversies in chemical carcino-genesis. J Supramolec Struct Cellular Biochem 17: 99–120

WEISS, L. (1980): Comments on possible differences between cancer cells in primary tumors and their metastases. In: E. GRUNDMANN (ed) Metastatic Tumor Growth. Cancer Campaign Vol. 4: 53–64. Gustav Fischer Verlag, Stuttgart–New York

WHEELOCK. E. F., WEINHOLT, K. J., GOLDSTEIN, L. T. (1980): Tumor dormancy in animals and man. In: E. GRUNDMANN (ed) Metastatic Tumor Growth. Cancer Campaign Vol. 4, 123–131. Gustav Fischer Verlag, Stuttgart–New York

WINNACKER, E. L., SCHOENE, H. H. (1982): Genes and Tumor Genes, 9th Workshop Conference Hoechst. Raven Press New York

WILLECKE, K., SCHÄFER, R. (1984): Human oncogenes. Hum Genet 66: 132–142

WYNDER, E. L., GHAN, P., COHEN, L., MAC CORNACH, F., HILL, P. (1978): Etiology and prevention of breast cancer. In: L. BECK, E. GRUNDMANN (eds) Early Diagnosis of Breast Cancer. Cancer Campaign 1: 1–28. Gustav Fischer Verlag, Stuttgart–New York

WYNDER, E. L., REDDY, B. S. (1978): Etiology of cancer of the colon. In: E. GRUNDMANN, J. W. COLE (eds) Colon Cancer. Cancer Campaign 2: 1–14. Gustav Fischer Verlag, Stuttgart–New York

Diskussion

Herr von Zahn: Sie griffen bei der Frage des Ernährungs-Einflusses den Fettverbrauch besonders heraus und erwähnten einmal kurz den Alkoholkonsum. War das eine zufällige Auswahl oder sind das die beiden beherrschenden Faktoren?

Herr Grundmann: Das sind neben dem Zigarettenrauch die am besten untersuchten Faktoren. Es gibt zum Beispiel ausführliche Studien über den Fett- und Fleischverbrauch bei den Sieben-Tage-Adventisten und den Mormonen in den USA, die ja zum Teil Ovovegetarier sind und auch wenig Fett aufnehmen. Dort ist der Dickdarm-Krebs signifikant niedriger als bei uns. Die Fett- und Fleischmenge als konzentrierte Nahrung begünstigt das Dickdarmkarzinom auch dadurch, daß Menschen, die viel fettes Fleisch essen, wenig Faserstoffe aufnehmen und wenig, aber dafür konzentrierten und an Gallensäuren reichen Stuhl absetzen.

Frau Funke: Herr Professor Grundmann, Sie haben das UV-Licht erwähnt. Mich würde interessieren, wie Sie in diesem Zusammenhang die Frage der Bräunungsstudios beurteilen, die heute doch so populär sind.

Herr Grundmann: Das ist eine heikle Frage. Es gibt eine ganze Reihe von Studien über diejenigen Wellenlängen im UV-Bereich, die eigentlich carcinogen sind. Hier kennt man Abstufungen, und die Bräunungsstudios benutzen den langwelligen UV-Bereich, der noch gerade zur Bräunung führt und relativ niedrig carcinogen ist.

Frau Funke: Sind Warnungen gesundheitserzieherischer Art angebracht?

Herr Grundmann: Das gilt eher generell. In unseren Breiten spielt bekanntlich das Hautkarzinom nicht die wichtigste Rolle, obgleich es deutlich zunimmt, in den letzten zehn Jahren um den Faktor drei. Man muß deutlich sagen: Hautbräune ist nicht nur ein Zeichen von Gesundheit, sondern auch eines gewissen, wenn auch verständlichen Leichtsinns.

Herr Jaenicke: Sie sagten, daß die Phorbolester besonders bei Hautkrebs gefährlich werden. Oder gilt dies allgemein? Man möchte doch gern eine allgemeine

Erklärung für etwas haben, und da man annimmt, daß die Phorbolester die Proteinase K aktivieren oder so etwas Ähnliches tun, wäre es ja interessant, ob sie bei allen Krebsen etwas bewirken.

Herr Grundmann: Die Phorbolester sind von der Gruppe Butenandt/Hecker besonders bei Hauttumoren geprüft worden. Inzwischen haben wir Belege, daß für Leber- und Nierenkarzinome Analoges gilt. Es ist eben sehr einfach, an der Mäuse-Haut zu experimentieren. Das Phenobarbital ist am experimentellen Leberkrebs am meisten untersucht worden. Es wirkt hier ebenso cocarcinogen wie die Phorbolester an der Haut.

Herr von Bogdandy: Ich habe zwei Fragen. In Ihrer Liste der gefährlichen Einflüsse steht der Tabakrauch mit dreißig Prozent an zweiter Stelle. Auf der anderen Seite sagten Sie, daß in Island das Umschalten von Pfeife auf Zigarette eine wesentliche Veränderung gebracht hat. Tabakrauch kommt aber doch auch in der Pfeife vor. Oder sind das unterschiedliche Kategorien? Und wenn es unterschiedliche Kategorien sind: Wie ist dann hier die Zigarre einzuordnen?

Herr Grundmann: Die Lungenkrebse der Zigarettenraucher sind Folgen der Rauch-Inhalation. Der Pfeifenraucher inhaliert nur, wenn er vorher Zigarettenraucher war. Zigarrenraucher inhalieren nicht, denn es ist unangenehm, Zigarrenrauch zu inhalieren. So ist die Zigarre in der Tat noch das harmloseste Tabakprodukt, aber nicht als Zigarre, sondern weil man eben eine Zigarre anders raucht als eine Zigarette. Pfeifenraucher erkranken eher an Lippenkrebs.

Herr von Bogdandy: Dann darf ich noch meine zweite Frage anschließen. Sie haben uns ja ein hervorragendes Bild über die außerordentlich komplizierten chemischen Mechanismen der Krebsentstehung gegeben und die verschiedenen Verästelungen ausgeleuchtet. Nun gibt es aber ein Problem, das Sie nicht berührt haben, und danach möchte ich fragen. Es ist bekannt, daß in der Züchtungsforschung tumorinduzierte Plasmide eine besonders interessante Funktion haben, indem man damit Gene übertragen kann. Wie ist das zu erklären?

Herr Grundmann: Ich kann das nicht erklären. Es gibt nur Diskussionen darüber. Sie beziehen sich auch auf die Mitochondrien, die wie Plasmide kleine Mengen von DNA enthalten und darum genetisch wirksam sind. Möglicherweise handelt es sich hier aber um Sekundärwirkungen wie etwa bei Phenobarbital. Dieses regt die Neubildung des glatten endoplasmatischen Retikulums in der Leber an und steigert damit den Protein-Stoffwechsel. Das ist also eine primär unspezifische Wirkung, die sich sekundär co-carcinogen auswirkt.

Herr Eggers: Man sollte vielleicht noch einmal darauf hinweisen, daß unter den Retroviren, also den RNA-Tumorviren, die kein Oncogen haben, also das src-Gen nicht haben, natürlich auch Tumorviren sind, daß sie sich nur darin unterscheiden, daß sie im Tierexperiment eine verschieden lange Latenz haben. Im Fokus-Test, in der Zellkultur, sind ja nur die Retroviren mit src-Genen fokusbildend, während es die anderen nicht sind. Aber wenn man sie ins Tier gibt, dann sind sie beide tumorogen, nur daß sie einen Unterschied in der Inkubationszeit haben.

Herr Grundmann: ... und im Tumortyp. Speziell beim Kirsten-Virus machen sie keine Sarkome, sondern Leukämien. Das sind auch Tumoren.

Herr Eggers: Die nicht src enthaltenden Retroviren können das Oncogen dann wieder im Tier, in der normalen Zelle aufgreifen. Das ist ja das berühmte Hanafusa-Experiment. Hanafusa hat eine Mutation im src benutzt, dann dieses mutierte Virus, das nicht mehr fokusbildend war, in normale Hühnerzellen gebracht, und nach einiger Zeit kam wieder ein normales Sarkomvirus heraus, das das Oncogen der Zelle inkorporiert hat. Man kann also prima vista nicht entscheiden, ob es das Oncogen aus der Zelle ist oder ob es ein Positionseffekt des Retrovirus ist.

Herr Grundmann: Vielen Dank. Das ist, soweit ich weiß, genau einer der Brennpunkte der Oncogenforschung.

Herr Pischinger: In Ihrer auch für einen Nicht-Fachmann sehr eindrucksvollen Darstellung der Krebsentstehungsgeschichte spielt ja das Immunsystem eine große Rolle. Offensichtlich entscheidet es, wenn ich das recht verstanden habe, in einer späten Phase noch darüber, ob es nun kritisch wird oder nicht. Gibt es Untersuchungen, worauf die unterschiedliche Wirksamkeit des Systems – bei dem einen wirkt es, bei dem anderen nicht – zurückzuführen ist oder wie man es beeinflussen kann? Oder ist das eine reine Funktion des Alters und der Erbanlagen?

Herr Grundmann: Es ist *auch* eine Funktion der Erbanlagen, denn wir kennen ja Menschen mit angeborenen Immundefekten und bestimmte Krankheiten, die besonders häufig zu Tumoren führen. Herr Losse erwähnte, daß nach Nieren-Transplantationen die medikamentöse Immunsuppression die Ursache gehäufter bösartiger Tumoren ist. Man kann generell sagen: Eine Reduktion besonders der T-Lymphozyten-Aktivität begünstigt die Entstehung bösartiger Tumoren, und zwar besonders in der letzten Phase der Carcinogenese, nämlich bei der Abwehr des bereits entstandenen Primärtumors. Dann ist die Antigenexpression gegeben. Es gibt aber auch Befunde, wonach Immunreaktionen schon sehr früh, d. h. schon während der Initiierung auftreten können, weil die Initiierung schon abnorme Proteine produzieren kann. Das ist aber noch offen.

Herr Pischinger: Kennt man denn heute Methoden, um das Immunsystem zu einer stärkeren Wirksamkeit anzuregen, genauso wie man die Wirkung ja auch unterdrücken kann?

Herr Grundmann: Theoretisch ja, praktisch nein. Man hat lange Zeit auf das BCG gebaut, auf den Tuberkulin-Impfstoff. Herr Mathé in Paris ist damit zwar berühmt geworden. Nur unter dem Strich hat bisher die Immunstimulierung nichts gebracht.

Herr Wicke: Herr Grundmann, in Ihrer ersten Tabelle, in der Sie die cancerogenen Faktoren aufführten, war als ein Punkt „Therapie und Diagnose" aufgeführt. Wieso kann das ein cancerogener Faktor sein? Das habe ich nicht verstanden.

Herr Grundmann: Das sind die „iatrogenen Karzinome". Einen bekannten Faktor liefert die Radiologie. Jede Röntgenbestrahlung, wenn sie noch so niedrig dosiert ist, kann genschädigend sein. Genau ausgerechnet wurde es für die Mammographie, die ja eine Röntgenuntersuchung ist. Wir wissen heute, daß wir bei zwanzigjährigen Frauen die Mammographie nur bei strenger Indikation anwenden dürfen, während im höheren Alter jährliche Mammographien erlaubt, ja geboten sind. Das ist nur ein Beispiel. Man muß bei jeder ärztlichen Maßnahme Nutzen und Risiko abwägen.

Veröffentlichungen
der Rheinisch-Westfälischen Akademie der Wissenschaften

Neuerscheinungen 1979 bis 1985

Vorträge N Heft Nr.		NATUR-, INGENIEUR- UND WIRTSCHAFTSWISSENSCHAFTEN
289	Ulrich Hütter, Stuttgart	Moderne Windturbinen
	Rudolf Schulten, Jülich	Kernenergietechnik heute
290	Paul Arthur Mäcke, Aachen	Planerische Möglichkeiten für einen humanen Stadtverkehr
	Karlheinz Roik, Bochum	Schrägseilbrücken – Beispiele und Entwicklungstendenzen im modernen Stahlbrückenbau
291	Stefan Vogel, Wien	Florengeschichte im Spiegel blütenökologischer Erkenntnisse
	Walter Larcher, Innsbruck	Klimastreß im Gebirge – Adaptationstraining und Selektionsfilter für Pflanzen
292	Günther Gerisch, Basel	Periodische Enzymaktivierung als Kontrollfaktor multizellulärer Entwicklung
	Jens Blauert, Bochum	Neuere Ergebnisse zum räumlichen Hören
293	Franz Grosse-Brockhoff, Düsseldorf	Herzbehandlung mit dem ‚Fingerhut' einst und jetzt
294	Norbert Kloten, Stuttgart	Das Europäische Währungssystem. Eine europäische Grundentscheidung im Rückblick
295	Karl Schindler, Bochum	Die Magnetosphäre der Erde und ihre Dynamik
296	Eugene P. Cronkite, New York	The hungry granulocyte – Its fate and regulation of production
297	Volker Aschoff, Aachen	Aus der Geschichte der Telegraphen-Codes
	Hans Dieter Lüke, Aachen	Moderne Probleme der Nachrichten-Codierung
298	Karl Kremer, Düsseldorf	Kunststoffe in der Chirurgie
	Gerd Meyer-Schwickerath, Essen	Augenoperationen in mikroskopischen Dimensionen
299	Wolfgang Backé, Aachen	Die Rolle der Fluidtechnik bei der Entwicklung neuartiger Maschinenkonzepte
	Rolf Staufenbiel, Aachen	Entwicklung des zivilen Luftverkehrs unter den Aspekten der Umweltbelastung und dem Zwang von Energieersparnis
300	Hans Adolf Krebs, Oxford	On asking the right kind of question in biological research
	Jozef Schell, Köln	Neue Aussichten für die Pflanzenzüchtung: Gen-Übertragung mit dem Ti-Plasmid
301	Gerhard M. Schneider, Bochum	Fluide Mischungen bei hohen Drücken
	Albrecht Maas, Bonn	Direktbeobachtung und Analyse von Kristallwachstumsvorgängen im hochauflösenden Transmissions-Elektronenmikroskop
302	Albrecht Rabenau, Stuttgart	Lithiumnitrid und verwandte Stoffe
	Ulrich Wannagat, Braunschweig	Sila-Substitutionen
303	Hans K. Schneider, Köln	Wirtschaftliches Wachstum – trotz erschöpfbarer natürlicher Ressourcen? Jahresfeier am 11. Juni 1980
304	Hermann Flohn, Bonn	Kohlendioxyd, Spurengase und Glashauseffekt: ihre Rolle für die Zukunft unseres Klimas
305	Heinz Duddeck, Braunschweig	Die Entwicklung der technischen Wissenschaft ‚Tunnelbau'
	Wolfgang Zerna, Bochum	Tanks für kryogene Flüssigkeiten
306	Harald Schäfer, Münster	Der Einfluß von Gasen auf die Reaktionsfähigkeit fester Stoffe
	Herbert Döring, Aachen	75 Jahre Hochvakuumelektronenröhren
307	Hans J. Zassenhaus, Ohio	Über die konstruktive Behandlung mathematischer Probleme
	Max Koecher, Münster	Von Matrizen zu Jordan-Tripelsystemen
308	William F. Pohl, Minnesota	The Application of Global Differential Geometry to the Investigation of Topological Enzymes and the Spatial Structure of Polymers
	Lothar Jaenicke, Köln	Chemotaxis – Signalaufnahme und Respons einzelliger Lebewesen
309	Harald Ibach, Jülich/Aachen	Zur Physik und Chemie der Festkörperoberfläche
310	Edmond Malinvaud, Paris	La profitabilité comme facteur de l'investissement
	Burkart Lutz, München	Einige Aspekte von Theorie und Empirie segmentierter Arbeitsmärkte
311	Hans Jürgen Schmitt, Aachen	Der Mensch im elektromagnetischen Feld
	Günter Rau, Aachen	Ergonomie in der Medizin
312	Klaus Heckmann, Münster	Über omikron-Partikel und andere Symbionten von Ciliaten
	Detlev Riesner, Düsseldorf	Viroide: Struktur und Funktion der kleinsten Krankheitserreger
313	Sven Effert, Aachen	Arrhythmien des Herzens

314	Kurt Schmidt, Mainz	Verlockungen und Gefahren der Schattenwirtschaft
315	Eckart Reiche, Krefeld	Tagebau Hambach: Voraussetzungen – Probleme – Lösungen
	Hans-Ulrich Schmincke, Bochum	Vulkane und ihre Wurzeln
316	Roland Kammel, Berlin	Umweltschutz durch Abwasserelektrolyse
	Ernst-Ulrich Reuther, Aachen	Zur Problematik tiefer Bergwerke
317	Wilfried König, Aachen	Fertigungstechnologie in den neunziger Jahren
	Manfred Weck, Aachen	Werkzeugmaschinen im Wandel
318	Heinz Maier-Leibnitz, München	Die Wirkung bedeutender Forscher und Lehrer – Erlebtes aus fünfzig Jahren
	Reimar Lüst, München	Derzeitige Bedingungen und Möglichkeiten für Forschung in der Bundesrepublik Deutschland
319	Theo Mayer-Kuckuk, Bonn	Hermes und das Schaf – interdisziplinäre Anwendungen kernphysikalischer Beschleuniger
320	Gustav V. R. Born, London	Die Rolle der Thrombozyten bei der Athero- und Thrombogenese
321	Siegfried Großmann, Marburg	Deterministisches Chaos
	Günter Harder, Bonn	Experimente in der Mathematik
322	1. Akademie-Forum	Technische Innovationen und Wirtschaftskraft
323	Manfred Depenbrock, Bochum	Energieumformung und Leistungssteuerung bei einer modernen Universallokomotive
324	Franz Pischinger, Aachen	Möglichkeiten zur Energieeinsparung beim Teillastbetrieb von Kraftfahrzeugmotoren
	Dietrich Neumann, Köln	Die zeitliche Programmierung von Tieren auf periodische Umweltbedingungen
325	Hans-Georg von Schnering, Stuttgart	Clusteranionen: Struktur und Eigenschaften
	Arndt Simon, Stuttgart	Neue Entwicklungen in der Chemie metallreicher Verbindungen
326	Fritz Führ, Jülich	Praxisnahe Tracerversuche zum Verbleib von Pflanzenschutzwirkstoffen im Agrarökosystem
	Hermann Sahm, Jülich	Biogasbildung und anaerobe Abwasserreinigung
327	Hans-Heinrich Stiller, Jülich/Münster	Das Projekt Spallations-Neutronenquelle
	Klaus Pinkau, Garching	Stand und Aussichten der Kernfusion mit magnetischem Einschluß
328	Peter Starlinger, Köln	Transposition: Ein neuer Mechanismus zur Evolution
	Klaus Rajewsky, Köln	Antikörperdiversität und Netzwerkregulation im Immunsystem
329	Wilfried B. Krätzig, Bochum	Große Naturzugkühltürme – Bauwerke der Energie- und Umwelttechnik
	Helmut Domke, Aachen	Neue Möglichkeiten in der Konstruktiven Gestaltung von Bauwerken
330	Volker Ullrich, Konstanz	Entgiftung von Fremdstoffen im Organismus
331	Alexander Naumann †, Aachen	Fluiddynamische, zellphysiologische und biochemische Aspekte der Atherogenese unter Strömungseinflüssen
	Holger Schmid-Schönbein, Aachen	
332	Klaus Langer, Berlin	Die Farbe von Mineralen und ihre Aussagefähigkeit für die Kristallchemie
	Tasso Springer, Aachen/Jülich	Diffusionsuntersuchungen mit Hilfe der Neutronenspektroskopie
333	Wolfgang Priester, Bonn	Urknall und Evolution des Kosmos – Fortschritte in der Kosmologie
334	Raoul Dudal, Rom	Land Resources for the World's Food Production
	Siegfried Batzel, Herten	Der Weltkohlenhandel
335	Andreas Sievers, Bonn	Sinneswahrnehmung bei Pflanzen: Graviperzeption
336	Alain Bensoussan, Paris	Stochastic Control
	Werner Hildenbrand, Bonn	Über den empirischen Gehalt der neoklassischen ökonomischen Theorie
337	Jürgen Overbeck, Plön	Stoffwechselkopplung zwischen Phytoplankton und heterotrophen Gewässerbakterien
	Heinz Bernhardt, Siegburg	Ökologische und technische Aspekte der Phosphoreliminierung in Süßgewässern
338	Helmut Wolf, Bonn	Fortschritte der Geodäsie: Satelliten- und terrestrische Methoden mit ihren Möglichkeiten
	Friedel Hoßfeld, Jülich	Parallelrechner – die Architektur für neue Problemdimensionen
339	Claus Müller, Aachen	Symmetrie und Ornament (Eine Analyse mathematischer Strukturen der darstellenden Kunst)
		Jahresfeier am 9. Mai 1984
340	Karl Gertis, Essen	Energieeinsparung und Solarenergienutzung im Hochbau – Erreichtes und Erreichbares
	Paul A. Mäcke, Aachen	Die Bedeutung der Verkehrsplanung in der Stadtplanung – heute
341	Werner Müller-Warmuth, Münster	Einlagerungsverbindungen: Struktur und Dynamik von Gastmolekülen
	Friedrich Seifert, Kiel	Struktur und Eigenschaften magmatischer Schmelzen
342	Heinz Losse, Münster	Die Behandlung chronisch Nierenkranker mit Hämodialyse und Nierentransplantation
	Ekkehard Grundmann, Münster	Stufen der Carcinogenese

ABHANDLUNGEN

Band Nr.

37	*Ulrich Eisenhardt, Bonn*	Die weltliche Gerichtsbarkeit der Offizialate in Köln, Bonn und Werl im 18. Jahrhundert
38	*Max Braubach, Bonn*	Bonner Professoren und Studenten in den Revolutionsjahren 1848/49
39	*Henning Bock (Bearb.), Berlin*	Adolf von Hildebrand, Gesammelte Schriften zur Kunst
40	*Geo Widengren, Uppsala*	Der Feudalismus im alten Iran
41	*Albrecht Dihle, Köln*	Homer-Probleme
42	*Frank Reuter, Erlangen*	Funkmeß. Die Entwicklung und der Einsatz des RADAR-Verfahrens in Deutschland bis zum Ende des Zweiten Weltkrieges
43	*Otto Eißfeldt, Halle, und Karl Heinrich Rengstorf, Münster (Hrsg.)*	Briefwechsel zwischen Franz Delitzsch und Wolf Wilhelm Graf Baudissin 1866–1890
44	*Reiner Haussherr, Bonn*	Michelangelos Kruzifixus für Vittoria Colonna. Bemerkungen zu Ikonographie und theologischer Deutung
45	*Gerd Kleinheyer, Regensburg*	Zur Rechtsgestalt von Akkusationsprozeß und peinlicher Frage im frühen 17. Jahrhundert. Ein Regensburger Anklageprozeß vor dem Reichshofrat. Anhang: Der Statt Regenspurg Peinliche Gerichtsordnung
46	*Heinrich Lausberg, Münster*	Das Sonett *Les Grenades* von Paul Valéry
47	*Jochen Schröder, Bonn*	Internationale Zuständigkeit. Entwurf eines Systems von Zuständigkeitsinteressen im zwischenstaatlichen Privatverfahrensrecht aufgrund rechtshistorischer, rechtsvergleichender und rechtspolitischer Betrachtungen
48	*Günther Stökl, Köln*	Testament und Siegel Ivans IV.
49	*Michael Weiers, Bonn*	Die Sprache der Moghol der Provinz Herat in Afghanistan
50	*Walther Heissig (Hrsg.), Bonn*	Schriftliche Quellen in Moġolī. 1. Teil: Texte in Faksimile
51	*Thea Buyken, Köln*	Die Constitutionen von Melfi und das Jus Francorum
52	*Jörg-Ulrich Fechner, Bochum*	Erfahrene und erfundene Landschaft. Aurelio de'Giorgi Bertòlas Deutschlandbild und die Begründung der Rheinromantik
53	*Johann Schwartzkopff (Red.), Bochum*	Symposium ,Mechanoreception'
54	*Richard Glasser, Neustadt a. d. Weinstr.*	Über den Begriff des Oberflächlichen in der Romania
55	*Elmar Edel, Bonn*	Die Felsgräbernekropole der Qubbet el Hawa bei Assuan. II. Abteilung: Die althieratischen Topfaufschriften aus den Grabungsjahren 1972 und 1973
56	*Harald von Petrikovits, Bonn*	Die Innenbauten römischer Legionslager während der Prinzipatszeit
57	*Harm P. Westermann u. a., Bielefeld*	Einstufige Juristenausbildung. Kolloquium über die Entwicklung und Erprobung des Modells im Land Nordrhein-Westfalen
58	*Herbert Hesmer, Bonn*	Leben und Werk von Dietrich Brandis (1824–1907) – Begründer der tropischen Forstwirtschaft. Förderer der forstlichen Entwicklung in den USA. Botaniker und Ökologe
59	*Michael Weiers, Bonn*	Schriftliche Quellen in Moġolī, 2. Teil: Bearbeitung der Texte
60	*Reiner Haussherr, Bonn*	Rembrandts Jacobssegen Überlegungen zur Deutung des Gemäldes in der Kasseler Galerie
61	*Heinrich Lausberg, Münster*	Der Hymnus ›Ave maris stella‹
62	*Michael Weiers, Bonn*	Schriftliche Quellen in Moġolī, 3. Teil: Poesie der Mogholen
63	*Werner H. Hauss, Münster* *Robert W. Wissler, Chicago,* *Rolf Lehmann, Münster*	International Symposium 'State of Prevention and Therapy in Human Arteriosclerosis and in Animal Models'
64	*Heinrich Lausberg, Münster*	Der Hymnus ›Veni Creator Spiritus‹
65	*Nikolaus Himmelmann, Bonn*	Über Hirten-Genre in der antiken Kunst
66	*Elmar Edel, Bonn*	Die Felsgräbernekropole der Qubbet el Hawa bei Assuan. Paläographie der althieratischen Gefäßaufschriften aus den Grabungsjahren 1960 bis 1973
67	*Elmar Edel, Bonn*	Hieroglyphische Inschriften des Alten Reiches
68	*Wolfgang Ehrhardt, Athen*	Das Akademische Kunstmuseum der Universität Bonn unter der Direktion von Friedrich Gottlieb Welcker und Otto Jahn
69	*Walther Heissig, Bonn*	Geser-Studien. Untersuchungen zu den Erzählstoffen in den „neuen" Kapiteln des mongolischen Geser-Zyklus
70	*Werner H. Hauss, Münster* *Robert W. Wissler, Chicago*	Second Münster International Arteriosclerosis Symposium: Clinical Implications of Recent Research Results in Arteriosclerosis
71	*Elmar Edel, Bonn*	Die Inschriften der Grabfronten der Siut-Gräber in Mittelägypten aus der Herakleopolitenzeit
72	*(Sammelband)*	Studien zur Ethnogenese

Sonderreihe
PAPYROLOGICA COLONIENSIA

Vol. I

Aloys Kehl, Köln   Der Psalmenkommentar von Tura, Quaternio IX

Vol. II

Erich Lüddeckens, Würzburg,   Demotische und Koptische Texte
P. Angelicus Kropp O. P., Klausen,
Alfred Hermann und Manfred Weber, Köln

Vol. III

Stephanie West, Oxford   The Ptolemaic Papyri of Homer

Vol. IV

Ursula Hagedorn und Dieter Hagedorn, Köln,   Das Archiv des Petaus (P. Petaus)
Louise C. Youtie und Herbert C. Youtie, Ann Arbor

Vol. V

Angelo Geißen, Köln   Katalog Alexandrinischer Kaisermünzen der Sammlung des Instituts für Alter-
Wolfram Weiser, Köln   tumskunde der Universität zu Köln
                                                        Band 1: Augustus-Trajan (Nr. 1–740)
                                                        Band 2: Hadrian-Antoninus Pius (Nr. 741–1994)
                                                        Band 3: Marc Aurel-Gallienus (Nr. 1995–3014)
                                                        Band 4: Claudius Gothicus–Domitius Domitianus, Gau-Prägungen, Anonyme
                                                                 Prägungen, Nachträge, Imitationen, Bleimünzen (Nr. 3015–3627)
                                                        Band 5: Indices zu den Bänden 1 bis 4

Vol. VI

J. David Thomas, Durham   The epistrategos in Ptolemaic and Roman Egypt
                                                        Part 1: The Ptolemaic epistrategos
                                                        Part 2: The Roman epistrategos

Vol. VII   Kölner Papyri (P. Köln)

Bärbel Kramer und Robert Hübner (Bearb.), Köln   Band 1
Bärbel Kramer und Dieter Hagedorn (Bearb.), Köln   Band 2
Bärbel Kramer, Michael Erler, Dieter Hagedorn   Band 3
und Robert Hübner (Bearb.), Köln
Bärbel Kramer, Cornelia Römer   Band 4
und Dieter Hagedorn (Bearb.), Köln
Michael Gronewald, Klaus Maresch   Band 5
und Wolfgang Schäfer (Bearb.), Köln

Vol. VIII

Sayed Omar (Bearb.), Kairo   Das Archiv des Soterichos (P. Soterichos)

Vol. IX   Kölner ägyptische Papyri (P. Köln ägypt.)

Dieter Kurth, Heinz-Josef Thissen und   Band 1
Manfred Weber (Bearb.), Köln

Vol. X

Jeffrey S. Rusten, Cambridge, Mass.   Dionysius Scytobrachion

Vol. XI

Wolfram Weiser, Köln   Katalog der Bithynischen Münzen der Sammlung des Instituts für Altertums-
                                                        kunde der Universität zu Köln
                                                        Band 1: Nikaia. Mit einer Untersuchung der Prägesysteme und Gegenstempel

Verzeichnisse sämtlicher Veröffentlichungen der
Rheinisch-Westfälischen Akademie der Wissenschaften können beim
Westdeutschen Verlag GmbH, Postfach 30 06 20, 5090 Leverkusen 3 (Opladen),
angefordert werden

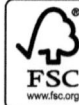

MIX
Papier aus verantwortungsvollen Quellen
Paper from responsible sources
FSC® C105338

If you have any concerns about our products,
you can contact us on
ProductSafety@springernature.com

In case Publisher is established outside the EU,
the EU authorized representative is:
**Springer Nature Customer Service Center GmbH
Europaplatz 3, 69115 Heidelberg, Germany**

Printed by Libri Plureos GmbH
in Hamburg, Germany